U0879140

天使加油站·专科护士必备丛书

神经科护理必备

主　编：杨　莘　王彩云

副主编：王　玲　梁建姝　贾金秀

编　者：（以姓氏笔画为序）

王　军　首都医科大学宣武医院

王　玲　首都医科大学宣武医院

王彩云　首都医科大学附属天坛医院

王惠娟　首都医科大学宣武医院

刘　芳　首都医科大学宣武医院

李　冬　首都医科大学宣武医院

杨　莘　首都医科大学宣武医院

张文杰　首都医科大学宣武医院

胡　波　首都医科大学宣武医院

郭米嘉　首都医科大学宣武医院

常　红　首都医科大学宣武医院

贾金秀　首都医科大学附属天坛医院

梁建姝　首都医科大学附属天坛医院

谢嘉兴　北京博爱医院

北京大学医学出版社

SHENJINGKE HULI BIBEI

图书在版编目（CIP）数据

神经科护理必备/杨莘，王彩云主编．一北京：北京大学医学出版社，2011.9

（天使加油站·专科护士必备丛书）

ISBN 978-7-5659-0098-3

Ⅰ.①神… Ⅱ.①杨…②王… Ⅲ.①神经系统疾病一护理 Ⅳ.①R473.74

中国版本图书馆 CIP 数据核字（2010）第 249492 号

神经科护理必备

主　　编：杨　莘　王彩云

出版发行：北京大学医学出版社（电话：010-82802230）

地　　址：（100191）北京市海淀区学院路 38 号 北京大学医学部院内

网　　址：http：//www.pumpress.com.cn

E - mail：booksale@bjmu.edu.cn

印　　刷：北京画中画印刷有限公司

经　　销：新华书店

责任编辑：药　蓉　**责任校对**：金彤文　**责任印制**：张京生

开　　本：889mm×1194mm　1/32　**印张**：9.5　**彩插**：2　**字数**：252 千字

版　　次：2011 年 9 月第 1 版　2011 年 9 月第 1 次印刷　**印数**：1 - 3000 册

书　　号：ISBN 978-7-5659-0098-3

定　　价：35.00 元

出版说明

随着医学分科的不断细化，在临床护理领域，护理的专科化程度也不断提高。为了适应现阶段加强对护理人员专业化培训的需求，推动国内医院临床专业化护理骨干的培养及提高广大护理人员的业务能力和操作水平，北京大学医学出版社特邀请各专科护理领域的专家组织编写了本套丛书。丛书主要涉及临床护理技术性较强的神经科护理、骨科护理、手术室护理、急诊护理、血液净化护理、危重症护理、肿瘤科护理、移植护理等。

各分册内容分“基础问答”、“操作规程”、“实战案例”、“临床速查”四部分。

第一站　基础问答：以一问一答的形式出现，涵盖各专科护士需要掌握的基础知识，适合专业知识的重点学习和记忆。

第二站　操作规程：根据各专科特点，选取临床常用的护理操作技术，以表格或流程图形式来演示，便于护士对每项操作的要点掌握准确到位，可操作性强。

第三站　实战案例：选取临床典型的护理病例，针对病例提出问题，以启发护士的评判性思维并强化先前所学的基础知识。

第四站　临床速查：以图表形式对各专科常用的实验室检查参考值、常用药物、常用量表、专业词汇等加以归纳，方便护士在临床工作中查阅。

本丛书强调科学规范、直观明了，具有较强的实用性和指导性。版式设计轻松活泼，开本大小便于携带。

本丛书可为各级护理人员掌握专科护理知识和操作技术提供有益的指导，也可作为专科护士规范化培训和认证考核的参考书。

前　言

近年来，随着医学分科的不断细化，神经科护理学也逐步向专科化发展。虽然在神经疾病的救治过程中，专科护士的工作对疾病整体恢复起到了至关重要的作用，但是，目前我国尚缺少一本有助于培养神经科专科护理骨干的专业书籍。有鉴于此，我们编写了本书。

本书以基础理论和临床实践相结合，具有实用和可操作性强的特点。本书以作者多年的临床实践和教学经验为基础，以加强神经科专科护士解决临床实际问题的能力和提高评判性思维为目标，同时参考了大量的书籍和资料编写而成。本书内容科学规范、简单扼要、直观明了，各部分紧密衔接，适用于临床神经科专科护士专业化培训及日常工作学习时随时查阅之用。我们真诚地希望本书的出版能对我国神经科学专科化发展有所促进。

由于作者水平有限，书中难免存在不足甚至谬误之处，期待着广大护理同仁的建议和指教。

编者

2011 年 1 月

前言

[illegible]

[illegible]

[illegible]

[illegible]

[illegible]

目　录

第一站　基础问答

二、专科知识问答……………………………………(21)

（一）脑血管疾病知识问答……………………………(21)

第二站　操作规程

第三站　实战案例

第四站　临床速查

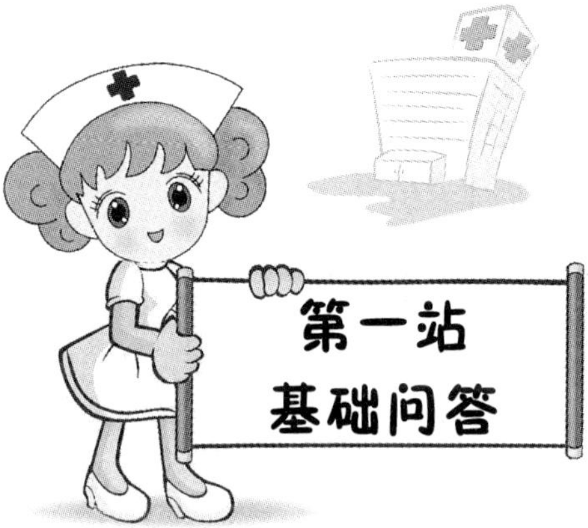

一、基础知识问答（解剖、常见症状）

1. 神经系统的组成是什么？脑干由哪几部分组成？

答：（1）神经系统由中枢神经系统和周围神经系统两部分组成。中枢神经系统由位于颅腔内的脑和椎管内的脊髓组成。周围神经系统由脑神经、脊神经及身体各部位的自主神经（交感神经和副交感神经）组成。

（2）脑干位于脊髓和间脑之间的部分，分为中脑、脑桥和延髓。

2. 脑动脉系统的组成及主要供血区域是什么？

答：脑的动脉系统分为颈内动脉系统和椎-基底动脉系统。颈内动脉主要供应眼部和大脑半球前 3/5 部分（额叶、颞叶、顶叶和基底节）的血液。椎-基底动脉系统主要供应大脑半球后 2/5 部分、丘脑、脑干和小脑的血液。

3. 脑膜的结构和作用是什么？

答：脑的被膜自外向内依次为硬脑膜、蛛网膜和软脑膜。硬脑膜不仅包被在脑的表面，而且其内层皱褶形成若干板状突起，深入脑各部之间，以更好地保护脑。蛛网膜缺乏血管和神经，与硬脑膜之间有硬膜下隙，与软脑膜之间有蛛网膜下隙。蛛网膜下隙内充满脑脊液，向下与脊髓蛛网膜下隙相通。软脑膜薄而富有血管，覆盖于脑的表面并深入沟裂内。软脑膜及其血管与该部位的室管膜上皮共同构成的脉络组织是产生脑脊液的主要结构。

4. 脑脊液及其循环途径是怎样的?

答：(1) 脑脊液是充满脑室系统、蛛网膜下隙和脊髓中央管内的无色透明液体，内含各种浓度不等的无机离子、葡萄糖、微量蛋白和少量淋巴细胞，功能上相当于周围组织中的淋巴，对中枢神经系统起缓冲、保护、运输代谢产物和调节颅内压等作用。

(2) 脑脊液的循环途径：脑脊液主要由脑室脉络丛产生，少量由室管膜上皮和毛细血管产生。由侧脑室脉络丛产生的脑脊液经室间孔流至第三脑室，与第三脑室脉络丛产生的脑脊液一起，经中脑水管流入第四脑室，再汇合第四脑室脉络丛产生的脑脊液一起经第四脑室正中孔和两个外侧孔流入蛛网膜下隙，然后脑脊液再沿蛛网膜下隙流向大脑背面，经蛛网膜粒渗透到硬脑膜窦（主要是上矢状窦）内，回流入血液中。此外，有少量脑脊液可经室管膜上皮、蛛网膜下隙的毛细血管、脑膜的淋巴管及脑和脊神经周围的淋巴管回流。

5. 12 对脑神经的名称是什么?

答：Ⅰ为嗅神经，Ⅱ为视神经，Ⅲ为动眼神经，Ⅳ为滑车神经，Ⅴ为三叉神经，Ⅵ为展神经，Ⅶ为面神经，Ⅷ为前庭蜗神经，Ⅸ为舌咽神经，Ⅹ为迷走神经，Ⅺ为副神经，Ⅻ为舌下神经。

6. 垂体功能有哪些?

答：垂体是机体内最重要的内分泌腺，它分泌多种激素，调控其他许多内分泌腺，它在神经系统与内分泌腺的相互作用中处于重要的地位。垂体分为腺垂体和神经垂体两部分。腺垂体分泌下列激素：促甲状腺素（TSH），促肾上腺皮质激素（ACTH），促黄体素（LH）和促卵泡素（FSH），LH 和 FSH 又称促性腺激素，以上激素对周围相应靶腺合成及释放激素起调节作用；生长激素（GH），促进物质代谢与生长发育；催乳素（PRL），起刺激泌乳、维持黄体分泌作用；促黑素（MSH），作用于皮肤内黑色素细胞，促进黑色素沉着。神经垂体中贮藏的血管升压素（ADH），促进肾远曲小管和集合管对水分的重吸收；催产素（OXT），主要是在分娩时刺激子宫收缩，促进分娩后泌乳，以及有轻度抗利尿作用。

7. 何谓意识障碍？意识障碍的临床分类有哪些？

答：（1）意识障碍是对外界环境刺激缺乏反应的一种精神状态。

（2）意识障碍的临床分类

1）以觉醒度改变为主的意识障碍

①嗜睡；②昏睡；③昏迷：按其程度可分为浅昏迷、中度昏迷、深昏迷。

2）以意识内容改变为主的意识障碍

①意识模糊；②谵妄状态。

3）以意识范围改变为主的意识障碍

①朦胧状态；②漫游性自动症。

4）特殊类型的意识障碍

①最低意识状态；②去大脑皮质状态；③植物状态。

8. 何谓嗜睡？

答：嗜睡是一种病理性思睡，表现为睡眠状态过度延长。当呼唤或推动患者的肢体时即可唤醒，并能进行正确的交谈或执行指令。停止刺激后患者又继续入睡。

9. 何谓昏睡？

答：昏睡是一种比嗜睡程度深的觉醒障碍。一般的外界刺激不能使其觉醒，给予较强烈的刺激时可有短时的意识清醒，醒后可简短回答提问，当刺激减弱后又很快进入睡眠状态。

10. 昏迷程度分几级？

答：（1）浅昏迷：表现为睁眼反应消失或偶见半闭合状态，无自发言语和有目的的活动。疼痛刺激时有回避动作和痛苦表情，脑干反射基本保留（对光反射、角膜反射、咳嗽反射及吞咽反射等）。

（2）中度昏迷：对外界一般刺激无反应，强烈疼痛刺激时可见防御反射活动，角膜反射减弱或消失，呼吸节律紊乱，可见周期性呼吸或中枢神经性过度换气。

（3）深昏迷：对任何刺激均无反应，全身肌肉松弛，眼球固定，瞳孔散大，脑干反射消失，生命体征发生明显变化，呼吸不规则。

11. 何谓去皮质综合征？

答：去皮质综合征为去皮质意识障碍，也称无皮质状态。患者对外界的刺激不能产生有意识的反应，对言语、疼痛刺激无反应。患者能无意识地睁闭眼，眼球能活动，对光反射、角膜反射恢复，四肢肌张力增高，腱反射亢进，病理反射阳性。吸吮反射、强握反射可出现，大小便失禁，存在睡眠-觉醒周期。去皮质强直的身体姿势为上肢屈曲、下肢伸直性强直，去大脑强直则为四肢均伸直性强直。

12. 何谓无动性缄默症？

答：无动性缄默症又称睁眼昏迷，即脑干上部和丘脑的网状激活系统受到损害，而大脑半球及其传导通路无损害。患者可以注视检查者和周围的人，貌似觉醒，但缄默不语，不能活动。四肢肌张力低，腱反射消失，肌肉松弛，无病理征，大小便失禁。任何刺激也不能使其真正清醒，存在睡眠-觉醒周期。

13. 何谓闭锁综合征？

答：闭锁综合征也称去传出状态。患者神志清楚，眼球活动正常，但不能言语，眼部以下不能活动，仅能以眼球活动、睁闭眼来示意。主要病变为脑桥腹侧部，见于脑血管病、肿瘤等。

14. 何谓植物状态？

答：患者表现为对自身和外界的认知功能完全丧失，呼之不应，不能与外界交流，有自发性或反射性睁眼，偶可发现视觉追踪，可有自发无意义地哭、笑，对疼痛刺激有回避动作，存在吮吸、咀嚼和吞咽等原始反射，大小便失禁，存在睡眠-觉醒周期。

15. 护理人员应如何观察瞳孔？

答：检查时应注意瞳孔的形状、大小，双侧是否等圆、等大，对光反射及集合反射等。

16. 意识障碍患者的护理措施有哪些？

答：(1) 日常生活护理：保持床单位整洁、干燥；定时给患者翻身、拍背，并按摩骨隆凸受压处；做好大小便的护理，保持会阴部皮肤清洁；注意口腔卫生，不能自口进食者应每日口腔护理 2～3 次；谵妄躁动者加床挡，防止坠床，必要时做适当的约束；慎用热水袋，防止烫伤。

(2) 饮食护理：给予高维生素、高热量饮食，补充足够的水分；鼻饲流质者应定时喂食，保证足够的营养供给。

(3) 保持呼吸道通畅：平卧头侧位或侧卧位，及时清除口鼻分泌物和吸痰，防止舌根后坠、窒息与肺部感染。

(4) 病情监测：严密观察生命体征和瞳孔变化，观察有无呕吐及呕吐物的性状与量，预防消化道出血和脑疝。

17. 正常人语言中枢在大脑的什么位置？

答：正常人语言中枢位于优势半球的大脑皮质。

18. 语言与言语的区别是什么？

答：语言是全民的、概括的、有限的、静态的系统（知识），言语是个人的、具体的、无限的、动态的现象（话语）。

19. 何谓构音障碍？何谓失认症？

答：构音障碍是和发音相关的中枢神经、周围神经或肌肉病变导致的一类言语障碍的总称。

失认症是指患者在意识清楚、基本感知功能正常的情况下，不能通过特定感觉辨识以往熟悉的物体。

20. 失语分为几类？言语障碍的临床特点是什么？

答：(1) 失语症的分类为：①运动性失语；②感觉性失语；③命名性失语；④失写症；⑤失读症。

(2) 言语障碍的临床特点是：可以是疾病唯一的或首发的症状，也可是多种症状和体征的组成部分。

21. 言语障碍患者在进行语言功能训练时的注意事项有哪些？

答：医、护、患及家属共同制订康复计划，让患者和家属知晓训练目标。根据患者不同情况选择合理的训练方法，原则是症状轻者直接改善其功能，症状重者活化其残存功能。语言功能训练不能一蹴而就，要循序渐进，以免引起患者厌烦，影响训练效果。

22. 何谓认知障碍？

答：认知障碍是指患者无法认清周围的人、事、地和物，同时学习新知识的能力、计算力、定向力等也都下降。大脑皮层高级活动中枢受损引起认知功能障碍。

23. 认知障碍患者的主要护理有哪些？

答：认知障碍在痴呆早期就存在，中后期更明显，从而影响患者的自理能力，需要依赖他人照顾。护理过程中应帮助患者回忆往事，尽量按患者过去的生活习惯安排生活，多训练和指导患者做些日常小事，可减轻认知障碍带来的问题，另外患者的安全也要注意。护理者要充分认识患者的表现和潜在危险，认真、耐心地照顾患者。

24. 吞咽运动分几个阶段?

答：吞咽是一种需要有良好的口腔、咽、喉和食管功能协调的反射性动作。吞咽是一个复杂的生理反射过程，包括认知期、准备期、口腔期、咽期、食管期，整个过程受大脑皮质，皮质延髓束，脑干核束，吞咽中枢，第Ⅴ、Ⅶ、Ⅸ、Ⅹ、Ⅻ对脑神经及 C_1、C_2、C_3 脊神经控制。

25. 何谓吞咽障碍? 如何评价吞咽障碍?

答：吞咽障碍是指食物（或液体）从口、咽、食管至胃的推进过程中受到阻碍。

评价吞咽障碍就是评估是否有饮水呛咳和吞咽困难。评估方法有以下三种：

方法一：洼田饮水试验；

方法二：洼田吞咽能力评定法；

方法三：电视透视检查。

26. 吞咽障碍患者的进食策略有哪些?

答：进食时要使患者坐起或仰卧位床头至少抬高 30°，饭后保持坐位 30 分钟，利用重力作用使食物进入胃内，减少误吸的发生。吞咽障碍较轻的患者进餐前要检查义齿是否安装合适，避免进餐时说笑或其他影响注意力集中的行为，不要在患者困倦、疲乏、不合作时进餐。进餐时选择小而薄的勺子，健侧进食，大块食物要分成小块进食，要充分地咀嚼后吞咽，不要催促患者。护士应在旁守护，如有呛咳要立即叩背、吸痰。

27. 何谓误吸?

答：误吸是指异物经喉头进入呼吸道，这些异物包括唾液、鼻咽部分泌物、细菌、液体、有毒物质、食物、胃内容物等，误吸是危重昏迷患者常见而危险的并发症。根据吸入量可分为微量和大量吸入，微量吸入一般指$<$1ml 的误吸，很少引起症状。根据症状误吸分显性误吸与隐性误吸两类，伴有咳嗽的误吸称为显性误吸；不伴咳嗽的误吸称隐性误吸。

28. 吞咽困难或昏迷患者留置胃管的注意要点有哪些?

答:(1)鼻饲时床头抬高30°~45°,每次鼻饲前抽吸胃内残留量,观察有无消化道出血情况。

(2)定时遵医嘱鼻饲白开水,在患者喂养前进行翻身、拍背、吸痰。

(3)喂养过程中进行吸痰操作应关掉鼻饲泵进行。

(4)使用肠内营养泵控制速度。

(5)定时冲洗管路,胃管到期更换。

29. 何谓感觉障碍?

答:感觉障碍指机体对各种形式的刺激(如痛、温度、触、压、位置、振动等)无感知、感知减退或异常的一组综合征。

30. 感觉障碍患者的主要护理措施有哪些?

答:(1)生活护理:保持床单位整洁、干燥,无渣屑,防止感觉障碍的身体部位受压或机械性刺激;避免高温或过冷刺激,慎用热水袋或冰袋,肢体保暖需用热水袋时,水温不宜超过50℃,防止烫伤;对感觉过敏的患者尽量避免不必要的刺激。

(2)知觉训练:每天用温水擦洗感觉障碍的身体部位,以促进血液循环和刺激感觉恢复;同时可进行肢体的被动运动、按摩、理疗及针灸。

31. 肢体瘫痪的临床分型是什么?中枢性瘫痪与周围性瘫痪的主要鉴别点有哪些?

答:(1)临床分型

①按瘫痪的程度分为:完全性瘫痪(肌力丧失)、不完全性瘫痪(肌力减弱);

②按瘫痪的性质分为:上运动神经元瘫痪、下运动神经元瘫痪;

③按瘫痪的形式分为:单瘫、偏瘫、截瘫、四肢瘫、交叉瘫。

（2）中枢性瘫痪与周围性瘫痪的主要鉴别点：中枢性瘫痪是上运动神经元瘫痪，周围性瘫痪是下运动神经元瘫痪。鉴别两种瘫痪最有意义的体征是有无病理反射，中枢性瘫痪有病理反射，而周围性瘫痪无病理反射。

32. 何谓四肢瘫和截瘫？

答：截瘫：双下肢瘫；四肢瘫：四肢均瘫痪。

33. 何谓肌力？肌力如何分级？

答：（1）肌力：是指患者在主动运动时肌肉收缩的力量。

（2）肌力分级

0级：完全性瘫痪。

Ⅰ级：肉眼可见收缩，无肢体活动。

Ⅱ级：肢体能在床上移动，但不能抬起。

Ⅲ级：肢体能抬离床面。

Ⅳ级：能做抵抗阻力运动。

Ⅴ级：正常肌力。

34. 脑卒中后吞咽障碍的并发症有哪些？

答：脑卒中后吞咽障碍的并发症有：误吸、吸入性肺炎、脱水、营养不良或死亡。

35. 脑卒中康复概念有哪些？

答：通过护理、按摩、被动运动（切忌粗暴）及卧床时肢体应置于抗痉挛的体位等措施来预防压疮、呼吸道感染、泌尿系感染、关节痉挛和变形（如肩关节半脱位、肩-手综合征、足下垂等）等并发症和继发性损害发生，按照人类运动发育时的规律，由简到繁，由易到难，运动时间由短到长，运动强度由低到高的顺序进行，运动方式由被动、辅助到自主运动顺序进行。

36. 何谓良肢位？常用哪几种？

答：良肢位是预防和拮抗异常姿势而设计的治疗性体

位。但在良肢位摆放过程中，应进行患侧肢体各关节的被动运动。常用健侧卧位、患侧卧位、仰卧位。

37. 如何帮助偏瘫患者正确起床?

答：(1) 患者仰卧位，护士站在患者健侧，双手扶住患者双肩，健腿插入患腿下方。

(2) 帮助患者向健侧翻身，并用肘部支撑起上身。

(3) 健腿将患腿移至床边，下垂，用健侧上肢支撑坐起。

38. 偏瘫患者穿鞋应注意什么?

答：偏瘫患者的鞋以带尼龙扣袢、鞋底较硬、防滑的旅游鞋为宜。避免穿拖鞋以防摔倒。

39. 偏瘫患者穿脱衣服的注意事项有哪些?

答：(1) 指导偏瘫患者穿衣时应先穿患侧，脱衣时先脱健侧。

(2) 偏瘫患者练习穿脱衣服时，患者应该具备较好的独立坐位能力，有护士或家人在旁保护。

40. 偏瘫患者适合穿何种式样衣裤?

答：衣裤最好为透气、舒适的纯棉制品。上衣最好为开衫，裤子使用松紧带为宜，有利于患者穿脱。

41. 偏瘫患者物品及床头桌摆放应在哪侧? 为什么?

答：偏瘫患者物品及床头桌应摆放在患侧。因患者取物时，身体均需向患侧转动并跨越患侧，摆放在患侧有利于引起患者对患侧的注意，从而增加康复的信心。

42. 偏瘫患者训练行走时扶助者应站在哪侧较为安全?

答：应在偏瘫患者患侧稍后 15cm 左右，以便发生危险时及时协助。

43. 偏瘫者步行训练上楼先上哪只脚? 下楼先下哪只脚?

答：偏瘫患者步行训练上楼时先上健侧脚。偏瘫患者步行训练下楼时先下患侧脚。

44. 偏瘫患者在哪些情况下容易跌倒?

答：(1) 卧床时未使用床挡；

(2) 从坐位站起时；

(3) 各种转移时；

(4) 步行中精神过度紧张、绊脚、摇晃时；

(5) 方向转换时；

(6) 过障碍物时；

(7) 坐到床或椅子上时；

(8) 上下楼及坡路步行时；

(9) 在洗漱及做家务时，下肢固定而进行躯干活动；

(10) 如厕和洗澡时；

(11) 穿脱衣服时，穿拖鞋步行时。

45. 如何预防脑卒中偏瘫患者跌倒?

答：(1) 做好偏瘫患者跌倒/摔倒的危险评估。

(2) 掌握患者病情及存在障碍的情况。

(3) 加强安全教育，增强患者、陪护的安全意识。

(4) 防止跌倒的对策首先在于确认各种动作的安全性，针对有可能出现的问题进行指导，及时改进动作和技巧。尤其是需要辅助时辅助者应站在患者的患侧。

46. 偏瘫患者的轮椅应放在哪侧?

答：偏瘫患者的轮椅应放在健侧，利于患者转移及安全。

47. 肌电图检查的注意事项有哪些?

答：(1) 检查前一天要洗澡、洗头（勿使用发胶、头油）。

(2) 穿宽松的内衣、裤，在检查时容易暴露上、下肢。

(3) 检查前要吃饱饭。

(4) 要停服新斯的明 18 小时。

(5) 不要戴首饰。

(6) 检查时要关闭手机及 BP 机电源开关。

48. 脑电图检查的注意事项是什么?

答:(1) 检查前一天应洗头。

(2) 检查前 3~5 天应停服镇静剂、安眠剂及抗癫痫药物以消除药物对脑电图的影响。

(3) 检查前向患者作好解释,勿穿化纤类衣物,避免静电干扰,避免紧张、眨眼、咬牙、吞咽、摇头或全身活动,有汗应拭去,以避免伪差影响结果。患者在检查时应遵嘱做闭眼、睁眼或做深呼吸等动作。

(4) 对无法配合的小儿和精神异常者可用镇静剂、安眠药后做睡眠脑电图检查。

49. 何谓抽搐、惊厥、痉挛?

答:(1) 抽搐是全身或局部肌肉不自主的阵发性强烈收缩,发作形式为强直性(肌肉持续性收缩)、阵挛性(肌肉断续性收缩)和混合性(先后出现强直性和阵挛性收缩)。

(2) 痉挛是指肌肉的不自主收缩,可发生于骨骼肌或平滑肌;强烈的骨骼肌痉挛称为抽搐,一般无意识障碍。

(3) 伴有意识丧失的抽搐叫惊厥。局限性运动性癫痫属于抽搐,癫痫大发作属于惊厥。

50. 神经科临床上常见步态异常分几种?常见于何种疾病?

答:(1) 醉酒步态:小脑疾病,酒精和巴比妥中毒。

(2) 共济失调步态:脊髓病。

(3) 慌张步态:震颤麻痹。

(4) 跨阈步态:腓总神经麻痹。

(5) 剪刀步态:脑性瘫痪与截瘫。

51. 何谓脑膜刺激征?护理人员应如何判定?

答:(1) 脑膜受激惹的体征,是脑膜病变时脊髓膜受到刺激并影响到脊神经根,当牵拉刺激时引起相应肌群反射性痉挛的一种病理反射。见于脑膜炎、蛛网膜下腔出血和颅内压增高等。

（2）判定：出现颈强直、凯尔尼格征和布鲁津斯基征等阳性体征。

52. 何谓霍夫曼征？何谓巴宾斯基征？

答：（1）霍夫曼征：使患者腕部稍微背伸，手指微屈曲，检查者以右手示指和中指轻夹患者中指远侧指间关节，以拇指向下弹按其中指指甲，拇指屈曲内收，其他手指屈曲者为阳性反应。

（2）巴宾斯基征：患者仰卧，下肢伸直，检查者左手握踝上部固定小腿，右手持钝尖的金属棒自足底外侧向足趾部按划，足踇趾背伸，其他足趾外展者为阳性反应。

53. 三叉神经痛的疼痛特点是什么，诱发因素有哪些？

答：（1）特点为突发的历时短暂的电击样、刀割样或撕裂样剧痛，发作时患者常双手握拳或捏物，或用力按压痛部，以减轻疼痛。

（2）诱发因素：疼痛严重者洗脸、刷牙、谈话、咀嚼均可诱发，尤其口角、鼻翼、颊部和舌等处轻触、轻叩即可诱发。

54. 如何观察中枢性面瘫与周围性面瘫的临床表现？其护理要点有哪些？

答：（1）中枢性面瘫：病灶对侧下部面肌瘫痪，即鼻唇沟变浅，口角轻度下垂而上面部肌肉不受累。

（2）周围性面瘫：病灶对侧上下部面肌瘫痪，即患者额纹变浅或消失，眼裂变大，鼻唇沟变浅，口角下垂，口角偏向健侧，吹哨、露齿、皱额、皱眉、鼓腮等动作不能，闭眼不能。

（3）护理措施：观察患者有无心理异常的表现，积极告知并缓解患者心理压力；急性期卧床休息，防风、防感冒，饮食宜清淡，饭后及时漱口以防止食物滞留；对眼睑不能闭合的给予眼罩、眼镜及眼药等保护，防止感染；根据面部肌肉走行和面部肌肉的运动方向按摩患健侧面部，并指导进行面部肌肉的活动训练。

55. 偏头痛发作的诱发因素及护理措施有哪些?

答:(1) 生活习惯诱因:精神心理压力大、情绪抑郁或情绪变化剧烈,饮食不当,过度锻炼,睡眠不规律。

(2) 药物诱因:口服血管扩张药、避孕药、激素替代类药等药物;频繁使用麦角胺、阿片类药、曲坦类药及其他单一成分止痛药(巴比妥、咖啡因、异辛烯胺)等。

(3) 气候诱因:风、寒、湿、热等气候及剧烈的天气变化易诱发偏头痛。

(4) 环境诱因。

(5) 女性生理诱因:月经周期变化对偏头痛的发作是有直接诱发影响的。

56. 何谓失眠?护理措施有哪些?

答:(1) 失眠指主观或客观上感到睡眠缺乏,不能获得需要的睡眠量(睡眠持续的时间)和质(睡眠的深度),以致在非睡眠时间觉得昏昏欲睡,不能维持白天正常的生活。

(2) 护理措施:对患者进行全面评估,找出原因对因处理;提供舒适的睡眠环境,保持安静,光线适宜;培养良好的睡眠习惯;指导患者学习放松技巧;入睡困难者遵医嘱服用镇静剂。

57. 何谓霍纳征?

答:典型表现为患侧瞳孔缩小(约 2mm,瞳孔散大肌麻痹)、眼裂变小(睑板肌麻痹)、眼球轻度内陷(眼眶肌麻痹),可伴患侧面部无汗。

58. 何谓偏盲?

答:偏盲指视野的某一部分缺损,因视路病变所引起的偏盲,常有助于神经病变的定位诊断。

59. 何谓单侧空间忽略?

答:单侧空间忽略指患者没有整合及利用来自身体或环

境一侧的知觉，对自身或空间的一半（左或右）不能感知，是脑卒中患者常见的高级脑功能障碍。

60. 单侧空间忽略的主要护理措施有哪些?

答：(1) 患者入院后及时进行单侧忽略的评估，了解患者单侧忽略的程度，及时采取康复护理措施。

(2) 健康宣教：告知患者及家属存在的认知障碍。根据患者的忽略特点，让患者熟悉病房环境、设施，防止意外发生，如对跌倒、外伤等采取防范措施。

(3) 合理的房间布置：将床头柜、电视机、床头呼叫器放置于忽略侧。医护人员治疗护理时、与患者交流时应站在患者的忽略侧。病床的忽略侧上方悬挂一个色彩鲜艳的标示。

(4) 视觉刺激：可采用删除作业法、朗读练习等。

(5) 加强患侧肢体运动。

61. 何谓眩晕? 护理措施有哪些?

答：(1) 眩晕是一种运动性幻觉，患者感觉周围物体或自身在旋转、升降和倾斜。常伴有站立和步态不稳、恶心、呕吐、全身大汗和面色苍白等迷走神经刺激症状。

(2) 护理措施：心理干预，加强与患者的沟通以消除恐惧心理；眩晕发作时卧床休息，避免搬动，避免声光刺激，保持病室安静；如眩晕严重需卧床时注意防止压疮发生；伴有呕吐者采取侧卧位头偏向一侧防止误吸。发作频繁时 24 小时陪护，避免单独外出，变换体位不易过快，幅度不要过大，防止跌倒，不能登高、游泳。鼓励患者少食多餐，给予清淡易消化饮食，起居有规律。

62. 何谓晕厥? 发作的先兆症状是什么?

答：晕厥是大脑半球或脑干血液供应减少，导致发作性、短暂性意识丧失伴姿势性张力丧失综合征。晕厥发作起病突然，持续时间短，发作前有面色苍白、恶心、呕吐、头晕眼花、全身无力、黑矇、出冷汗、脉弱、血压低等症状。

63. 晕厥发作时的护理措施有哪些?

答：一旦发生应立即通知医生，患者平卧位解开衣领袖口，松开腰带，抬高下肢，呈头低脚高位，保持呼吸道通畅，阻止他人围观；配合医生进行急救处理，立即氧气吸入，建立静脉通道，根据医嘱给药并观察疗效；专人护理，观察并记录生命体征变化，观察发作的频率、持续时间、缓解时间、伴随症状及有无诱因；清醒后可饮一杯热咖啡，如与低血糖有关饮用糖水。

64. 何谓颅内压？颅内压正常值是多少?

答：颅内压是指颅腔内容物对颅腔内壁的压力。

正常成人颅内压为 0.785～1.765kPa（80～180mmH_2O）（儿童较低）。

65. 颅内压增高的临床表现有哪些?

答：(1) 头痛；

(2) 呕吐；

(3) 视盘水肿；

(4) 单或双侧展神经麻痹；

(5) 意识障碍与生命体征的改变；

(6) 其他：头皮静脉怒张；幼儿可见颅缝分离，头围增大，MacEwen 征阳性，前囟张力增高或隆起。

(1)、(2)、(3) 被称为颅内压增高三主征，为颅内压增高的典型表现。

66. 何谓脑疝？临床常见的类型及临床表现有哪些?

答：(1) 脑疝是颅内压增高的严重后果，是部分脑组织因颅内压力差而造成移位，当移位超过一定的解剖界限时则称之为脑疝。

(2) 脑疝常见类型及临床表现

①小脑幕切迹疝：多见于幕上占位性疾病。其主要表现为剧烈头痛、反复呕吐、躁动不安；不同程度的意识障碍，对侧肢体瘫痪；早期病灶侧瞳孔先缩小，以后瞳孔逐渐散

大；生命体征初期可表现为呼吸深而慢、血压升高、脉搏加快，中期呼吸深大，呈中枢性过度呼吸，血压继续升高，脉搏减慢，晚期呼吸变浅，血压下降不规则，脉搏快而弱，心律不齐，最后呼吸先停止，心跳后停止。

②枕骨大孔疝：多发生于后颅窝占位性病变。比小脑幕切迹疝更快、预后更差。常见的表现为呼吸障碍，呼吸幅度深慢，继之呼吸节律不整，可有呼吸骤停；随着呼吸的停止，相继血压迅速下降，患者常突然昏迷，双侧瞳孔先缩小后散大，血压增高明显，脉搏变快，心律失常，心脏骤停。

67. 护理人员如何观察脑疝的先兆表现?

答：严密观察患者有无剧烈头痛、喷射性呕吐、躁动不安、血压升高、脉搏减慢、呼吸不规则、一侧瞳孔散大、意识障碍加重等脑疝的先兆表现。

68. 治疗高颅压的常用药物及注意事项有哪些?

答：(1) 高渗性脱水剂

①20%甘露醇（注意：大剂量应用对肾有损害，尤其对老年人应注意。有心、肾功能障碍者慎用）。

②10%甘油果糖（注意：可出现血红蛋白尿，常与滴注过快有关。糖尿病患者慎用）。

(2) 利尿性脱水剂

①呋塞米。

②依他尼酸。

③乙酰唑胺。

(3) 脱水降颅压药物应用的注意事项

①患者肾功能良好，血压需维持在 80～90mmHg/50～60mmHg 以上，休克及严重脱水的患者忌用。

②应用中须及时检查电解质，以防其紊乱。

③不可脱水过度，尤其是年老、体弱者及小儿患者。

69. 腰椎穿刺时如何为患者摆体位?

答：协助患者取侧卧位，背部与床面垂直，头颈向前屈曲，抱膝，使腰椎后凸，充分暴露穿刺部位。

70. 腰椎穿刺术的护理要点有哪些?

答：(1) 穿刺前护理

①告知患者腰椎穿刺的目的、方法与注意事项，征得患者和家属的签字同意。

②备好穿刺包和压力表包等用物，用普鲁卡因局部麻醉时先做好过敏试验。

③指导患者排空大小便，放松情绪，配合检查。

(2) 穿刺中护理

①指导和协助患者保持腰椎穿刺的正确体位。

②观察患者呼吸、脉搏及面色变化，询问有无不适感。

③协助医生留取所需的脑脊液标本。

(3) 穿刺后护理

①嘱患者去枕平卧4～6小时，告知卧床期间不可抬高头部，可适当转动身体。

②观察患者有无头痛、腰背痛，有无脑疝及感染等穿刺后并发症。穿刺后头痛最常见，多发生在穿刺后1～7天，可能为脑脊液量放出较多或持续脑脊液外漏所致颅内压降低。应给予静脉滴注生理盐水，多饮水，并延长卧床休息时间。

③保持穿刺部位的纱布干燥，观察有无渗液、渗血，24小时内不宜淋浴。

71. 腰椎穿刺常见的并发症有哪些？是何原因导致?

答：(1) 腰椎穿刺后头痛：是最常见的并发症，发生机制通常是脑脊液放出过多造成颅内压降低，牵拉三叉神经感觉支支配的脑膜及血管组织所致。

(2) 出血：腰椎穿刺出血大多数为损伤蛛网膜或硬膜的静脉所致，出血量通常较少而且一般不引起明显的临床症状。

(3) 感染：较少见，如消毒不彻底或无菌操作不当，或者局部有感染灶等，可能导致腰椎穿刺后感染。

（4）脑疝：是腰椎穿刺最危险的并发症，易发生在颅内压高的患者。

72. 腰椎穿刺后低颅压头痛的护理措施是什么？

答：术后协助并指导患者全身放松，去枕平卧 4～6 小时，并鼓励患者多次补充水分，防止穿刺后低颅压性头痛。

73. 脑脊液（CSF）的常规及生化检查项目有哪些？正常值是多少？

答：（1）常规检查

1）压力

①常规压力测定：成人侧卧位的正常压力为 0.785～1.765kPa（80～180mmH_2O）。

②奎肯施泰特试验：正常情况下压颈后 CSF 压力迅速上升至 0.981～1.961kPa（100～200mmH_2O）以上，解除压颈后，压力迅速下降至初压水平。

2）性状：正常 CSF 是无色透明的液体。

3）细胞数：正常 CSF 白细胞数为（0～5）$\times 10^6$/L。

4）潘迪试验。

（2）生化检查

1）蛋白质：正常人（腰椎穿刺）CSF 蛋白质含量为 0.15～0.45g/L，脑池液为 0.1～0.25g/L，脑室液为 0.05～0.15g/L。

2）糖：CSF 糖含量取决于血糖的水平。正常值为2.5～4.4mmol/L，为血糖的 50%～70%。

3）氯化物：正常 CSF 含氯化物 120～130mmol/L，较血氯水平为高。

74. 什么是颅腔的体积/压力关系？

答：在颅腔内容物增加的早期，由于颅内的容积代偿作用，颅内压（ICP）变动很小或不明显。当代偿功能的消耗终于到达一个临界点时，这时即使容积少量增加也会使颅内压大幅升高，这就是颅腔的体积/压力关系。

75. 什么叫小脑幕切迹疝，其主要临床表现有哪些？

答：（1）小脑幕上占位病变或严重脑水肿常常可引起颅内压增高，导致颞叶的海马旁回及钩通过小脑幕切迹从高压区向低压区移位，疝出到幕下，压迫损害患侧中脑、动眼神经及阻塞环池和中脑导水管等，从而产生了一系列的临床表现，称为小脑幕切迹疝。

（2）临床表现主要有：①颅内压增高症状。②生命体征明显改变。③患者意识模糊或昏迷，且逐渐加深。④早期患侧瞳孔短时间缩小，继之逐渐散大，对光反射消失，对侧瞳孔亦逐渐散大。对侧肢体出现锥体束征或偏瘫，晚期出现去大脑强直。

76. 颅底骨折的临床表现和诊断依据是什么？

答：（1）伤后逐渐出现瘀斑。颅前窝骨折位于眶周、球结膜部位，颅中窝骨折位于耳后乳突部位，颅后窝骨折位于枕下和上颈部皮下。

（2）鼻、口咽部出血和/或脑脊液耳鼻漏。

（3）脑神经损害症状、颅内积气等。

诊断主要靠临床表现。

77. 脑震荡的概念是什么？

答：脑震荡是一种轻型颅脑损伤，主要指头部外伤后立即出现短暂的脑功能损害而无确定的脑器质性改变。病理上没有肉眼可见的神经病理改变，显微镜下可见神经组织结构紊乱。

78. 急性颅内血肿的手术指征有哪些？

答：（1）脑疝形成患者。

（2）计算机断层成像（CT）估计幕上血肿超过30～40ml，脑室系统受压和中线移位；幕下血肿超过10ml，脑室受压或脑积水征。

（3）脑幕上血肿小于20ml，幕下血肿小于10ml，但脑室受压明显或中线结构移位或脑积水征明显，ICP大于

2.67kPa或脱水症状治疗后无好转甚至恶化，CT复查血肿扩大或为迟发性。

（4）广泛脑挫裂伤虽无颅内血肿但是保守治疗情况下出现脑疝，或ICP大于4kPa、临床症状恶化者。

79. 开放性颅脑损伤的治疗原则有哪些？

答：伤后24～48小时应彻底清创，伤后72小时以上，无明显感染者亦应清创，酌情做伤口全部或部分缝合，待之后进行二期处理。

80. 什么叫深感觉？

答：深感觉是指感受肌肉、肌腱、关节和韧带等深部结构的本体感觉和精细触觉。本体感觉指肌肉是处于收缩或舒张状态，肌腱和韧带是否被牵拉以及关节是处于屈曲还是伸直的状态等的感觉。所谓精细触觉是指能辨别物体形状和性质以及两点之间距离的感觉等。

二、专科知识问答

（一）脑血管疾病知识问答

1. 脑卒中的一、二、三级预防分别是什么？

答：一级预防是指发病前的预防，即通过早期改变不健康的生活方式，积极控制各种可控危险因素，达到使脑血管病不发生或推迟发生的目的。

二级预防是针对已发生过一次或多次脑卒中的患者，寻找卒中事件病因并加以纠正，从而达到降低卒中复发的目的。

三级预防是在脑卒中发病后积极治疗，尽量将神经功能损伤降至最低，并防治并发症，减少残疾，预防复发。

2. 脑卒中二级预防的原则是什么？

答：脑卒中的二级预防原则是危险因素干预，抗血小板聚集治疗，抗凝治疗，干预短暂性脑缺血发作。

3. 高血压与脑卒中复发有何关系?

答：高血压是脑卒中最重要的、独立的危险因素。收缩压和舒张压的升高都与脑卒中的发病风险正相关，并呈线性关系。研究表明收缩压＞160mmHg 和/或舒张压＞95mmHg，卒中相对风险约为血压正常者的 4 倍。

4. 糖尿病患者血压管理与脑卒中预防的关系是什么?

答：糖尿病是缺血性卒中的独立危险因素，不是出血性卒中的危险因素，但是严格控制血糖是否能降低卒中的危险性尚不明确。糖尿病使缺血性卒中的患病风险增加 3.6 倍。理想血糖水平为空腹血糖应小于 7mmol/L（126mg/dl），可根据情况，通过饮食控制、服用降糖药或使用胰岛素控制血糖。

5. 糖尿病患者血脂管理与脑卒中预防的关系是什么?

答：糖尿病和高脂血症均是脑卒中的危险因素，二者均可以导致血管内膜损害，增加了卒中发病的风险。

6. 血脂异常与脑卒中的关系是什么?

答：胆固醇的水平明显影响着动脉粥样硬化形成的程度及进展进度，特别是低密度脂蛋白（LDL）水平的升高及 LDL 与高密度脂蛋白（HDL）比例的升高；LDL 和总胆固醇水平的降低可以减少颈动脉斑块及狭窄程度。研究显示血胆固醇每增加 1mmol/L，缺血性卒中风险增高 25%。HDL 每增加 1mmol/L，缺血性卒中风险降低 47%。

7. 预防脑卒中时应如何控制血脂?

答：对无心血管事件但血总胆固醇升高或高脂血症伴有低密度脂蛋白升高者，应积极降脂治疗；血脂异常并已发生心血管事件或高危的高血压患者、糖尿病患者，应用他汀类药物及改变生活方式治疗。

8. 应用他汀类药物的注意事项有哪些?

答：(1) 横纹肌溶解为他汀类药物罕见的、严重的不良反应，属于一种偶发性疾病。横纹肌溶解发病率以西立伐他汀最高，普伐他汀与氟伐他汀较低，辛伐他汀、洛伐他汀介于两者之间。

（2）避免与通过 P_{450} 3A4 代谢的药物和贝特类药物合用。

（3）定期（3～6 个月）监测肝功能。

（4）对本品过敏者、活动性肝病者、肝功能不全者、孕妇及哺乳期妇女禁用。

（5）使用剂量从小剂量开始，在监测肌酸激酶（CK）和肝功能的情况下递增。

（6）服药期间如感觉到乏力、肌痛，应及时就诊。

9. 什么是高同型半胱氨酸血症?

答：同型半胱氨酸（Hcy）是一种含硫氨基酸，来源于饮食摄取的蛋氨酸，正常人体含量很少，它主要是由蛋氨酸在肝、肌肉及其他一些组织中脱甲基生成，为体内蛋氨酸和半胱氨酸代谢中的一个重要的中间产物。它在体内有三种代谢途径：一是甲基化途径，Hcy 重新甲基化为蛋氨酸，与 5-甲基四氢叶酸合成蛋氨酸和四氢叶酸；二是转硫化途径，Hcy 与丝氨酸形成胱硫醚，在胱硫醚 β 合成酶的作用下催化，以维生素 B_6 为辅酶；三是直接释放到细胞外液，这一部分与血浆浓度密切相关，释放到细胞外的 Hcy 的增加反映了其生成和代谢的紊乱。因为叶酸、维生素 B_6、维生素 B_{12} 参与蛋氨酸的正常代谢，因此以上三种因素绝对或者相对的缺乏及慢性肾衰竭是引起 Hcy 值增高的两种主要因素。由 Hcy 的代谢异常导致的高同型半胱氨酸血症已被许多研究证实是脑血管疾病发病的独立危险因子，其致病机制尚不十分明确。一般正常空腹血浆总 Hcy 水平为 5～15μmol/L，而 16μmol/L 以上提示有高同型半胱氨酸血症。

10. 高同型半胱氨酸血症与脑卒中的关系是什么?

答：高同型半胱氨酸血症是脑卒中的一个独立危险因

素，可作为判断脑血管疾病危险性及轻重程度的独立指标。

11. 治疗高同型半胱氨酸血症的药物有哪些?

答：叶酸与维生素 B_6 和维生素 B_{12} 联合应用可明显降低增高的血浆同型半胱氨酸水平。

12. 肥胖与脑卒中的关系是什么?

答：肥胖患者易患高血压、糖尿病及高脂血症，因此增加了卒中的发病风险。

13. 吸烟与脑卒中的关系是什么?

答：吸烟是缺血性脑卒中独立的危险因素。长期吸烟者发生卒中的危险性是不吸烟者的 6 倍。戒烟者发生卒中的危险性可减少 50%。

尼古丁的主要作用是：兴奋交感神经，使肾上腺素和去甲肾上腺素释放增加，导致血压升高；直接作用于动脉壁，使之发生脂肪变性，增加血小板聚集率和黏附，降低血管内皮细胞屏障功能，使血小板大量聚集而导致动脉血栓栓塞；促进低密度脂蛋白胆固醇升高，降低高密度脂蛋白胆固醇水平。

建议：戒烟，给予患者及家属健康忠告，可用尼古丁替代疗法。

14. 大量饮酒对脑卒中的危害是什么?

答：大量饮用含酒精饮料的人，卒中危险性增加。酗酒使卒中危险性进一步增加。健康年轻人比老年人更容易受酗酒影响，导致卒中危险性增加。过量酒精摄入是卒中强大的危险因素，与高血压协同，共同引起脑出血和脑梗死。

建议：给予患者及家属健康忠告，不要饮酒过量，确定一个适当的量（例如每天不超过 1 瓶啤酒或 2 小杯白酒）并请患者遵守。

15. 脑供血动脉狭窄的临床表现有哪些?

答：部分患者可无任何症状，仅在体检做脑血管超声时发现脑动脉狭窄。多数患者表现为非特异性症状，如：头痛、头晕、头胀、眩晕、耳鸣、肢体麻木、无力、记忆力减退、视物模糊、乏力等。还有部分患者出现一过性脑缺血发作或脑梗死。

16. 脑供血动脉狭窄的临床分型是什么？

答：临床上依据脑供血动脉狭窄是否产生脑缺血症状，分为有症状性和无症状性两大类。

17. 诱发心源性卒中的因素有哪些？

答：来源于心脏的栓子随血流进入脑内造成脑栓塞，占脑栓塞的60%～75%，栓子在心内膜产生，脱落入脑后致病。主要见于几种疾病：

（1）心房颤动：是心源性脑栓塞最常见的原因，其中瓣膜病性心房颤动占20%，非瓣膜病性心房颤动占70%，其余10%无心脏病。心房颤动时左心房收缩性降低，血流缓慢淤滞，易导致附壁血栓，栓子脱落引起脑栓塞。

（2）心脏瓣膜病：是指先天性发育异常或后天疾病引起的心脏瓣膜病变，可以影响血流动力学，累及心房或心室内膜即可导致附壁血栓的形成。

（3）心肌梗死：面积较大或合并慢性心力衰竭，即可导致血液循环淤滞形成附壁血栓。

（4）其他：心房黏液瘤、二尖瓣脱垂、心内膜纤维变性、先天性心脏病或瓣膜手术均可形成附壁血栓。

18. 什么是脑血管疾病？怎样分类？

答：脑血管疾病（CVD）是指由各种原因导致的急慢性脑血管病变。其中，脑卒中是指由于急性脑循环障碍所致的局限或全面性脑功能缺损综合征或称急性脑血管病事件。

脑血管疾病按其性质分为缺血性脑血管疾病和出血性脑血管疾病，其中缺血性脑血管疾病分为症状持续时间小于24小时的短暂性脑缺血发作（TIA）和症状持续时间大于24小时的脑梗死。脑梗死分为脑血栓形成和脑栓塞。出血性脑血管疾病分为脑出血和蛛网膜下腔出血（SAH）。

19. 脑卒中的危险因素包括什么？

答：脑卒中的危险因素分为可干预危险因素和不可干预危险因素两大类，其中可干预危险因素是脑卒中预防的主要针对目标。

（1）不可干预的危险因素：年龄、性别、种族、家族史、脑血管病史。

（2）可干预的危险因素：高血压、心脏病、糖尿病、吸烟、酗酒、血脂异常、高同型半胱氨酸血症。

20. 脑卒中发作的先兆症状有哪些？

答：（1）身体一侧或双侧，上肢、下肢或面部出现无力、麻木或瘫痪。

（2）单眼或双眼突发视物模糊，或视力下降，或视物成双。

（3）语言表达困难或理解困难。

（4）头晕目眩，失去平衡，或任何意外的摔倒，或步态不稳。

（5）头痛（通常是严重且突然发作）或头痛的方式意外改变。

21. 何谓 TIA 及其常见症状有哪些？

答：（1）TIA 即短暂性脑缺血发作，是指因脑血管病变引起的短暂性、局限性脑功能缺失或视网膜功能障碍，临床症状一般持续 10～20 分钟，多在 1 小时内缓解，最长不超过 24 小时，不遗留神经功能缺损症状。

（2）TIA 的临床表现

1）临床特点：①中老年发病；②发病突然；③症状持续时间短暂，最长不超过 24 小时；④恢复后不留后遗症；⑤反复发作。

2）颈内动脉系统 TIA 的表现：偏瘫、眼动脉交叉瘫、失语、偏身感觉障碍、偏盲。

3）椎-基底动脉系统 TIA 的表现：眩晕、平衡障碍、跌倒发作、短暂性全面遗忘症、双眼视力障碍、吞咽困难、构音不清、共济失调、复视、交叉性瘫痪和交叉性感觉障碍。

22. 短暂性脑缺血发作的观察内容有哪些？

答：应观察患者发作时的症状、发作时间、持续时间、缓解时间、伴随症状、主诉、诱因、用药情况、血糖数值、生命体征和瞳孔、安全措施、是否有跌倒发作、复发的次数和频率、发作后有无受伤等。

23. 什么是锁骨下动脉盗血综合征？临床表现有哪些？

答：当一侧锁骨下动脉或无名动脉狭窄或闭塞，因虹吸作用盗取对侧椎动脉血液，经患侧椎动脉逆流进入锁骨下动脉，供应患侧上肢，在患侧上肢活动时出现椎-基底动脉供血不足症状，如发生头晕、视物旋转、复视、共济失调、构音障碍、吞咽困难、晕厥等；严重时颈内动脉血液可经后交通动脉逆流，出现颈内动脉系统缺血症状，如偏瘫、偏身感觉障碍和失语等。动脉粥样硬化是最常见的病因，其次为特征性和非特征性动脉炎。

24. 何谓 SAH？脑动脉瘤的好发部位有哪些？

答：SAH 即蛛网膜下腔出血，通常为脑底部或脑表面的病变血管破裂，血液直接流入蛛网膜下隙引起的一种临床综合征，约占急性卒中的 10%左右。颅内动脉瘤是最常见的原因。

动脉瘤主要位于 Willis 环及其主要分支血管，尤其是动脉的分叉处，80%～90%位于脑底动脉环前部，特别是后交通动脉和颈内动脉的连接处（约 40%）、前交通动脉与大脑前动脉分叉处（约 30%）、大脑中动脉在外侧裂的第一个主要分支处（约 20%）。后循环动脉瘤最常见于基底动脉尖端或椎动脉与小脑后下动脉连接处，动脉瘤多为单发，约 20%为多发，多位于两侧相同动脉（又称“镜像动脉瘤”）。

25. SAH 的常见病因有哪些?

答:(1)颅内动脉瘤:是最常见的病因(约占 50%~80%)。其中先天性粟粒样动脉瘤约占 75%,还可见高血压、动脉粥样硬化所致的梭形动脉瘤及感染所致的真菌性动脉瘤等。

(2)血管畸形:约占 SAH 病因的 10%,其中动静脉畸形(AVM)占血管畸形的 80%。多见于年轻人,90%以上位于幕上,常见于大脑中动脉分布区。

(3)其他:如 Moyamoya 病(占儿童 SAH 的 20%)、颅脑肿瘤、垂体卒中、血液系统疾病、颅内静脉系统血栓和抗凝治疗并发症等。此外,约 10%患者病因不明。

26. SAH 出血后导致颅高压的病理机制是什么?

答:(1)血液流入蛛网膜下隙,颅内容积增加,ICP 增高。

(2)颅底或脑室内血液凝固使 CSF 回流受阻,30%~70%的患者发病早期出现急性阻塞性脑积水。

(3)血红蛋白及含铁血黄素沉积于蛛网膜颗粒也可导致 CSF 回流,出现交通性脑积水和脑室扩张。

(4)蛛网膜下隙血细胞崩解释放各种炎症物质引起化学性脑膜炎,CSF 增多使 ICP 增高。

27. 什么是大面积脑梗死?什么是多发性脑梗死?

答:(1)大面积脑梗死:通常由颈内动脉主干、大脑中动脉主干闭塞或皮质支完全性卒中所致,表现为病灶对侧完全性瘫痪、偏身感觉障碍及向病灶对侧凝视麻痹。病程呈进行性加重,已出现明显的脑水肿和颅内压增高征象,甚至发生脑疝死亡。

(2)多发性脑梗死:指两个或两个以上不同供血系统脑血管闭塞引起的梗死,一般由反复发生脑梗死所致。

28. 脑血栓形成的常见病因及好发部位有哪些?

答:脑血栓形成的最常见的病因为动脉粥样硬化。由于动脉粥样硬化斑破裂或形成溃疡，血小板、血液中其他有形成分及纤维黏附于受损的粗糙内膜上，形成附壁血栓，在血压下降、血流缓慢、血流量减少、血液黏度增加和血管痉挛等情况影响下，血栓逐渐增大，最后导致动脉完全闭塞。糖尿病、高脂血症和高血压等可加速脑动脉粥样硬化的发展。其他病因有非特异性动脉炎、钩端螺旋体病、动脉瘤、胶原性病、真性红细胞增多症和头颈部外伤等。

脑血栓形成的好发部位为颈总动脉、颈内动脉、基底动脉下段、椎动脉上段、椎-基底动脉交界处、大脑中动脉主干、大脑后动脉和大脑前动脉等。

29. 何谓脑疝及常见类型有哪些?

答：当颅腔内某一分腔有占位性病变时，该分腔的压力比邻近分腔的压力高，脑组织从高压区向低压区移位，导致脑组织、血管及神经等重要结构受压和移位，从而引起一系列严重临床症状和体征，称为脑疝。

幕上的脑组织（颞叶的海马旁回、钩）通过小脑幕切迹被挤向幕下，称为小脑幕切迹疝或颞叶疝。幕下的小脑扁桃体及延髓经枕骨大孔被挤向椎管内，称为枕骨大孔疝或小脑扁桃体疝。一侧大脑半球的扣带回经镰下孔被挤入对侧分腔，称为大脑镰下疝或扣带回疝。

30. 脑出血急性期常见并发症有哪些?

答：（1）感染；

（2）应激性溃疡；

（3）抗利尿激素分泌异常综合征；

（4）脑耗盐综合征；

（5）痫性发作；

（6）中枢性高热；

（7）下肢深静脉血栓形成或肺栓塞。

31. 护理人员应如何观察脑卒中急性期的病情变化?

答：脑卒中急性期病情变化较大，尤其在发病最初的

3～5天内，往往发生病情变化，因此急性期应注意观察患者的意识、瞳孔的变化、生命体征及神经功能缺失情况，发生病情变化时及时处理。

32. 什么是卒中单元?

答：卒中单元是指医院专门为卒中患者提供床位的特殊病区，包括普通病床和重症监护病床（一般占20%，装备必要的生命体征监测和抢救设备），有多专业小组负责，目的是给脑卒中患者提供标准的诊断、治疗、康复和专业监护。

33. 脑卒中急性期为何不使用10%葡萄糖液?

答：因为在应激状态下，丘脑-垂体-靶线轴受到刺激，引起皮质醇、生长激素、胰高血糖素、儿茶酚胺等激素分泌增加，这些激素的增加会通过多种机制使血糖增高。血清胰岛素浓度下降或者末梢器官、组织对胰岛素敏感性下降，使葡萄糖的代谢利用减少。脑卒中时脑干的糖调节中枢受损或受到影响，糖调节失衡，也可致血糖升高。

34. 脑卒中卧床患者如何保持大便通畅?

答：(1) 注意饮食调整。卒中患者一旦经口进食，最好选择高纤维食品、能增加粪便体积的食物，增加水分的摄入，防止粪便干燥，尽量保持大便呈软便。

(2) 养成良好的习惯：①养成定时排便的习惯，排便时间最好在早晨起床之后，或早餐后20分钟，即使此时没有便意，也最好解（排）一次大便，促进正常排便反射的形成。②排便时最好精神集中，环境安静，没有干扰。③不要用力排便。④可利用胃结肠反射选择餐后排便。⑤如发生大便嵌结，可用手辅助患者排便。

(3) 可在上述措施的基础上辅助应用治疗便秘的药物或灌肠。

35. 脑卒中卧床患者如何预防压疮?

答：(1) 定时变换体位，每1～2小时翻身一次，骨隆凸处垫软枕。

（2）如有大小便失禁、呕吐及出汗情况及时擦干，保持干燥，及时更换衣服、床单、褥子并保持平整舒适。

（3）更换体位及取放便盆动作轻柔，避免拖拽损伤皮肤。

（4）翻身时观察皮肤情况，检查有无异物压在身下。

（5）饮食注意营养，增加皮肤抵抗力。

36. 急性脑卒中患者出现应激性溃疡的原因及其观察要点是什么？

答：脑卒中患者常因颅内压增高、下丘脑及脑干受损而引起上消化道应激性溃疡出血。多在发病后 7～15 天，也有病后数小时就发生大量呕血而致患者死亡。

在对这类患者护理时，需严密观察病情，观察患者的呕吐物和大便的情况（性状），鼻饲患者于每次喂食前应先抽吸胃液肉眼观察，必要时行潜血检查。同时定期复查胃液潜血及酸碱度、红细胞计数、血红蛋白等（腹胀者应注意肠鸣音是否正常）。

37. 何谓超早期溶栓治疗？其目的是什么？

答：缺血性脑血管病一旦发生必须在短时间内（有效的时间窗为 3 小时内）展开治疗，即超早期溶栓治疗。急性缺血性脑血管病药物溶栓可根据给药途径分为动脉溶栓、静脉溶栓、静脉/动脉联合溶栓治疗。缺血半暗带理论是救治的理论依据。溶栓治疗可以迅速恢复缺血脑组织的血供，缩小梗死体积，拯救缺血半暗带内濒死神经细胞。

38. 溶栓治疗常用药物有哪些？

答：（1）尿激酶（UK）：常用 100 万～150 万 IU 加入生理盐水 100～200ml，持续静点 30 分钟。

（2）重组组织型纤溶酶原激活物（rt-PA）：一次用量 0.9mg/kg，最大用量＜90mg，先予 10％的剂量静脉推注，其余剂量在 60 分钟内持续静脉滴注。

39. 应用 rt-PA 进行溶栓治疗前的准备工作有哪些？

答：（1）遵医嘱完成相应的影像，测量生命体征。

（2）遵医嘱及时准确采集血标本等化验检查。

（3）准备用物：监护仪、注射泵、溶栓药物。

（4）建立静脉通道。

（5）为动脉溶栓做好术前备皮工作，遵医嘱术前用药，并测量足背动脉。

40. 应用 rt-PA 进行溶栓治疗过程中的护理要点有哪些？

答：（1）护士遵医嘱严格掌握溶栓药物的用药时间、剂量、方法。

（2）观察静脉通道是否通畅，有无液体外渗，注意泵入速度，准确记录泵入的药物时间、剂量。

（3）保持呼吸道通畅，观察生命体征变化。

（4）评估患者的肌力、言语情况，注意神经功能改善情况，监测意识、瞳孔、血氧等变化。

（5）输注过程中出现头痛、恶心、呕吐等停止泵入，立即进行头颅 CT 检查，必要时进行心肺复苏。

41. 应用 rt-PA 溶栓治疗后观察及护理要点有哪些？

答：（1）应用监护仪持续监测生命体征，维持血压低于185/110mmHg，如果发现收缩压＞185mmHg 或舒张压＞110mmHg 应及时报告医生处理。

（2）任何静脉降压后，2 小时内均要监测血压，每 15 分钟一次，避免血压过低。

（3）测血压、脉搏和呼吸频次要严格遵医嘱执行，观察神经功能变化，密切注意观察神经功能恢复情况。

（4）rt-PA 输注结束后严格卧床 24 小时。

（5）rt-PA 输注结束 24 小时后重复 CT/磁共振成像（MRI）检查。

（6）预防出血：①第一个 24 小时内避免中心静脉置管或动脉穿刺。②在药物注入时或注入结束后 30 分钟内应避免留置导尿管。③第一个24小时内如果可能应避免插鼻饲管。④第一个24小时内避免应用抗凝、抗血小板非甾体抗炎药。

（7）观察过敏反应：45分钟时检查舌和唇，判定有无血管源性水肿，如果发现血管源性水肿应立即停药，并给予抗组胺药物和糖皮质激素治疗。

（8）不可合用的药物：24小时内不使用静脉肝素和抗血小板药物，24小时后重复CT/MRI检查没有发现出血，可以开始使用低分子肝素和/或抗血小板药物；禁用普通肝素、降纤及其他溶栓药物。

（9）并发症的观察：出血并发症或输注过程中出血，血管再闭塞，遵医嘱对症处理。

42. 数字减影全脑血管造影术（DSA）术前、术后护理要点有哪些?

答：（1）术前护理

①了解患者的病情，协助医生完善相关检查，做好心理护理。

②术前一晚要保证患者足够的睡眠。

③术前禁食水4～6小时，口服药按时服用（除降糖药和降糖针剂）。

④保持大便通畅，术前应脱掉内裤并排空大小便。

⑤备皮：上平脐、下至大腿上1/3、外界至腋中线延长线、内界为大腿内侧。

⑥告知术后姿势，术前练习床上排尿。

⑦术前测体温、脉搏、呼吸及血压，测量双侧足背动脉搏动情况及双足皮肤温度，便于术后对比。接患者时给予术前针注射。

⑧若有发热、感冒、血压异常、女患者月经期，应报告主管医生。

（2）术后护理

①交接患者术中情况，查看伤口。

②观察伤口敷料、足背动脉搏动、足部皮肤色泽温度（血液循环观察的指标为趾体色泽、趾温），测足背动脉搏动术后，2小时内每15分钟一次，以后为每2小时一次。

③观察患者排尿情况。如排尿困难，应报告医生，必要时导尿。

④协助患者平卧，术肢制动24小时，必要时用约束带，注意有无出血、血肿或假性动脉瘤出现，如有应及时报告。

⑤术后协助多饮水，以促进造影剂的排出。排气后无恶心、呕吐者可进食，嘱患者进半流食。

⑥术后24小时绷带拆除，观察记录伤口及弹力绷带粘贴处局部皮肤情况。

43. DSA术后并发症有哪些？

答：（1）脑血管痉挛；

（2）缺血性脑卒中；

（3）后腹膜血肿；

（4）股动脉或髂动脉血管夹层形成；

（5）迷走反射；

（6）皮质盲；

（7）穿刺点出血、腹股沟血肿、假性动脉瘤；

（8）迟发性并发症：血管造影术后1天或数天发生。包括有迟发性出血、穿刺部位动脉搏动减弱或无脉、体温升高、恶心、呕吐、头痛、晕厥、穿刺部位疼痛或触痛。

44. 脑血管支架置入术常见的并发症有哪些？

答：（1）栓塞事件、缺血性脑卒中；

（2）血管痉挛、脑缺血发作；

（3）血管迷走神经反射；

（4）高灌注综合征；

（5）血管破裂、内膜切割、分支或穿通支闭塞；

（6）支架塌陷、变形、移位和再狭窄；

（7）肾功能受损；

（8）局部并发症包括穿刺点出血、腹股沟血肿、假性动脉瘤。

45. 脑血管支架置入术后的护理要点有哪些？

答：（1）如果患者返回病室时带有动脉鞘，应注意动脉鞘严禁脱出，观察动脉鞘处有无出血、渗血，及时发现大出血征象。

（2）拔鞘前术肢伸直制动，严禁压迫动脉鞘。拔鞘后伤口按 DSA 术后护理。

（3）如患者带有尼莫地平药物，观察余液量、泵入速度并作记录，并注意穿刺处皮肤以防止出现皮下坏死。

（4）遵医嘱使用监护仪，观察血压/血氧等生命体征变化、神经功能变化，测量血压，每小时一次。及时记录，如有异常，及时报告医师处理。

（5）按医嘱及时准确给予抗凝药物，支架置入术最重要的并发症是急性和亚急性支架内血栓形成。严格遵医嘱执行抗栓和抗凝治疗。

（6）要严密观察病情变化。

（7）注意倾听患者的主诉，观察神经系统症状、体征的变化，及时发现支架术后并发症，及早发现，及时报告，动态观察血压、心率、神志、面色、神经功能、肾功能的变化，可以有效地防止并发症进一步加重。

（8）饮食指导：术后无胃肠道不适，排气后可进清淡、易消化食物，多饮水，禁食奶类、豆类、鸡蛋及含糖饮品，以防引起腹胀，少食多餐。出现胃肠道反应时及时报告医生处理。

46. 蛛网膜下腔出血的观察要点有哪些？

答：观察患者头痛的部位、性质、程度。蛛网膜下腔出血表现为难以忍受的剧烈疼痛，多为全头痛。注意恶心、呕吐的情况，有无喷射性呕吐发生，有无严重的脑膜刺激征。患者一般神志较清楚，也有的出现不同程度的意识障碍，意识障碍与出血量有关。

47. 蛛网膜下腔出血患者为何易再次出血?

答：蛛网膜下腔出血未治疗者 2 周时再出血达到 20%，1 个月时达 30%～40%。再出血与以下因素有关：

(1) “Hunt 和 Hess 分级”差；

(2) 发病时意识丧失；

(3) 动脉瘤体大；

(4) 脑室引流术。

SAH 再出血患者病死率高达 50%，30%的 SAH 患者死于再出血的并发症。因此 SAH 的初始治疗目标是去除动脉瘤以防止再出血。

48. 什么是脑卒中的康复概念?

答：采取一切措施预防残疾的发生和减轻残疾的影响，以便使脑卒中患者重返到正常的社会生活中。

49. 急性期脑卒中的康复原则是什么?

答：(1) 康复开始时间：脑卒中后 24～48 小时生命体征平稳，病情不再发展即可开始早期康复。如良肢位的摆放、患肢的被动运动等；

(2) 在允许的意识障碍水平之内；

(3) 无严重的并发症。

50. 脑卒中康复的适应证有哪些?

答：脑卒中患者病情（基础疾病和原发神经疾病和其他并发症）稳定，有一定的认知功能可以完成学习生活，有一定的交流能力可以和治疗师完成交流活动，有维持主动性康复治疗活动最基本的体力。

51. 脑卒中康复禁忌证有哪些?

答：病情过于严重或进行性加重中，如深度昏迷、颅压过高、严重精神障碍、血压过高、神经病学症状仍在进行性发展中。伴有严重的合并症如严重的感染、糖尿病酮症、急性心肌梗死等，严重的系统性并发症如失代偿性心功能不全、心绞痛、急性肾功能不全、活动性风湿、严重的精神病等。

52. 康复治疗应从什么时间开始？

答；康复从疾病发生之时就开始了，康复与治疗同时进行，急性期或早期康复可以增加感觉信息的输入，促进潜伏通路和休眠突触的活化。因为缺血半暗带的再灌注和脑血流的改善可降低神经功能的残疾程度，同时早期康复可杜绝或减轻压疮、肌肉萎缩和疼痛等失用综合征。

53. 脑卒中后吞咽障碍的康复训练方法有哪些？

答：（1）一般护理：做好患者与家属的健康教育，了解吞咽障碍的危险与并发症。给予患者心理上的支持与鼓励，保持进食环境安静、舒适。

（2）间接训练（基础训练）：不用食物，针对功能障碍的训练：①口腔周围肌肉的运动训练；②颈部放松运动；③寒冷刺激法；④构音训练；⑤呼吸训练；⑥咳嗽训练；⑦刺激吞咽反射的方法；⑧吞咽模式训练。

（3）直接训练（摄食训练）：使用食物训练。患者清醒状态，病情稳定，能合作，有一定吞咽反射。摄食训练时食物的形态、性质、进食环境、进食姿势、进食器具均很重要。

（4）替代进食：严重吞咽困难者。

54. 脑卒中合并肢体瘫痪者良肢位的摆放方法有哪些？

答：（1）患侧卧位：躯干略为后仰，背后和头部放一枕头固定；偏瘫侧肩关节向前平伸内旋；偏瘫侧上肢和躯干成90°角，在床铺边放一个小台子，手完全放上，肘关节尽量伸直，手掌向上；偏瘫侧下肢的膝关节略为弯曲，臀部伸直；健侧上肢放在身上或枕头上；健侧下肢保持踏步姿势，放枕头上，膝关节和踝关节略为屈曲。

（2）仰卧位：头要固定于枕头上，不要灵活能动；双侧肩关节固定于枕头上；偏瘫侧上肢固定于枕头上，和躯干成90°角伸直，肘、腕、指关节尽量伸直；偏瘫侧臀部固定于枕头上；偏瘫侧下肢也放在同一枕头上。

（3）健侧卧位：头要固定，和躯干成直线，躯干略为前倾；偏瘫侧肩关节向前平伸；偏瘫侧上肢放枕头上，和躯干成100°角；偏瘫侧下肢的膝关节、臀部略为弯曲，腿脚放枕头上；健侧上肢，患者怎么舒适怎么放；健侧下肢的膝关节、臀部伸直。

55. 预防和治疗下肢静脉血栓的护理措施有哪些？

答：下肢静脉血栓形成与制动、血液的高凝状态、手术的关系最为密切。

（1）预防

①早期康复：患肢被动与主动活动及尽早离床活动。

②腿部加压：使用弹力绷带或气压等。

（2）治疗

①非手术疗法：主要是卧床休息，抬高患肢；溶栓、抗凝、降纤、抗血小板聚集等治疗。

②手术疗法：主要采用Fogarty导管取栓术。

③并发症治疗：防止肺栓塞的发生——经周围静脉途径，利用特制的传送装置将带有滤网金属支架放入下腔静脉。

56. 肩关节半脱位的预防与护理措施有哪些？

答：（1）急性期各种护理时，注意保护患侧的上肢。

（2）双上肢上举运动及肩关节被动运动。

（3）避免肩关节过度被动运动和不正确的活动。

（4）坐位时使用轮椅托板或枕头支撑，防止上肢自然下垂负重。当肌张力低时，站立时可用肩托或三角吊带，但肌张力出现后，不宜使用肩托或三角吊带等。

（5）侧方负重训练：肩关节半脱位无肩关节疼痛时可进行该训练。

57. 何谓肩-手综合征？

答：肩-手综合征（SHS）又称反射性交感神经性营养障碍，是指脑血管病患者在恢复期患手突然出现肿胀、疼痛及患侧肩关节疼痛，并使手的运动功能受到限制。

58. 肩-手综合征预防及主要护理措施有哪些？

答：（1）保持正确的腕部体位（轻度背曲），避免腕关节强制性掌屈和过度背伸。

（2）尽量避免患手静脉输液和减少输液时间。

（3）避免患手受到任何外伤。

（4）向心性加压缠绕法、冰水疗法、冷温水交替浸泡法。

（5）患侧的主动和被动运动。

59. 血小板代谢酶抑制剂阿司匹林的不良反应及注意事项有哪些？

答：（1）不良反应：较常见的有恶心、呕吐、上腹部不适或疼痛等胃肠道反应，3%～9%可有胃肠道出血或溃疡，表现为血便或柏油样便，胃部剧痛或呕吐血性或咖啡样物，多见于长期大剂量服药患者。支气管痉挛性过敏反应，表现为皮疹、荨麻疹、皮肤瘙痒等。另有血尿、眩晕、可逆性肝损害和中高剂量时引起的低血糖。

（2）注意事项

①对阿司匹林和含水杨酸的物质过敏，胃、十二指肠溃疡，血友病或血小板减少症等出血体质者禁用。本品易通过胎盘，故妊娠哺乳期妇女禁用。

②痛风，肝、肾功能减退，心功能不全，鼻出血，月经过多等患者慎用。

③需要手术者，术前8天停用本药。

④用药期间禁止饮酒。

⑤可加强磺脲类降糖药和甲氨蝶呤的作用。

60. 血小板活化抑制剂氯吡格雷的不良反应及注意事项有哪些?

答:(1)不良反应:常见:胃肠道反应,如腹痛、消化不良、胃炎和便秘;出血性疾病,如胃肠道出血、紫癜、淤血、血肿、鼻出血、血尿、眼出血和颅内出血;其他有皮疹、瘙痒等。偶见:严重腹泻、中性粒细胞减少。罕见:骨髓毒性反应,当出现发热或其他感染征兆时,应考虑这种可能性。

(2)注意事项:①对本品过敏或有活动性出血症状,如消化道溃疡、颅内出血患者禁用。由于创伤、手术或其他原因引起出血增多的患者应慎用。孕妇和哺乳期妇女使用本品应权衡利弊。②与其他抗血小板药物合用时应当慎重。严重的肝病患者可能有出血倾向,应慎用。老年患者和肾病患者无需调整剂量。③服用本品止血时间可能延长,患者应择期手术,且无需抗血小板治疗,术前1周停止使用本品。服用本品的患者,应注意监测白细胞和血小板计数。

61. 抗凝药物低分子肝素钠的注意事项有哪些?

答:用药过量可导致严重出血,应静脉注射鱼精蛋白硫酸盐注射液,每0.6ml鱼精蛋白可中和大约0.1ml肝素钙。肝、肾功能不全应慎用,严重肾衰竭患者应考虑减少剂量。定时监测血小板计数,出现血小板减少或血小板计数明显降低,治疗期间血栓形成,应立即停药。不能用于肌内注射。

62. 华法林的不良反应及注意事项有哪些?

答:(1)不良反应:过量易致出血。早期可有瘀斑、紫癜、牙龈出血、月经过多等。除过量导致出血及有时发生出血性皮肤坏死,过敏反应少见。大量口服甚至有双乳房坏死、微血管病或溶血性贫血以及大范围皮肤坏死等报道,一次量过大时易出现危险。

(2)注意事项:①有出血倾向者禁用。恶病质、发热、月经过多、先兆流产等慎用。老年人剂量应减少。②抗凝血作用过大、伴或不伴出血者，可通过停药来治疗，可给予口服或注射适量维生素 K_1 来纠正。严重出血者，可给予新鲜全血或新鲜冻干血浆 200～250ml，或给予凝血因子Ⅳ复合物。③用药期间应定期监测凝血酶原时间。凝血酶原时间超过正常的 2.5 倍（正常值为 12 秒）、凝血酶原活性降至正常值的 15%以下或出现出血时，应立即停药。

63. 降低纤维蛋白原药物巴曲霉的不良反应及注意事项有哪些?

答：(1) 不良反应：可引起轻度不良反应，如头痛、呕吐、荨麻疹、注射部位出血、大便潜血阳性、氨基转移酶升高。如患者有动脉或深静脉损伤时，可能引起血肿。

(2) 注意事项：①禁用：对本药过敏者，有出血倾向或出血史者，手术后 7 日内的患者，使用抗纤溶药、抗凝药或抗血小板药的患者，乳头肌断裂、心室中隔穿孔患者，多脏器功能衰竭者，心源性休克者，严重肝、肾功能不全者，哺乳期妇女。②慎用：对其他药有过敏史者、消化性溃疡或有消化性溃疡史者、高龄患者、孕妇。③用药前及用药期间应进行血凝血因子Ⅰ、血小板聚集功能等检查。

64. 降低颅内压及抑制脑脊液分泌药物甘露醇的适应证、不良反应及注意事项有哪些?

答：(1) 适应证：用于各种原因（脑瘤、脑外伤、脑缺血、脑缺氧）引起的脑水肿，可降低颅内压，防止脑疝。

(2) 不良反应：可见水、电解质紊乱，口渴，排尿困难，血栓静脉炎，过敏等；注射过快可产生一过性头痛、视物模糊、眩晕、畏寒、发热及注射部位轻度疼痛等，渗透性肾病；漏出血管外发生组织肿胀，大量外漏可致表皮组织坏死。

(3) 注意事项：①禁用：确诊为急性肾小管坏死的无尿患者，严重脱水、颅内活动性出血（但颅内手术时除外）、急性肺水肿或严重肺淤血、孕妇禁用。②慎用：明显心、肺功能损害，高钾血症或低钠血症，低血容量，严重肾功能不全，对本药不能耐受。③用药期间应定期检查血压、肾功能、尿量、电解质（尤其是 Na^+ 和 K^+）。④用药中一旦出现糖尿病高渗性昏迷，即血糖高（大于 20mmol/L）、高血钠、高血浆渗透压、尿糖阳性、酮体阳性，应立即停药，并尽快纠正。⑤本药遇冷易结晶，用前应仔细检查，如有结晶，可置热水中或用力震荡待结晶完全溶解后使用。

65. 脑血管意外后康复治疗的目的是什么？

答：（1）改善功能：最大限度地恢复或改善患者的运动、认知、言语功能。

（2）提高生活自理能力：尽可能恢复或改善患者的日常生活活动能力，提高患者的生活自理能力。

（3）提高患者的生存质量：促进患者在精神、心理和社会上的再适应，使其重返社会，从而最终提高患者的生存质量。

66. 脑血管意外后康复治疗的基本方法有哪些？

答：（1）神经肌肉促进技术：Bobath 技术、Rood 技术、Brunnstrom 技术及本体促进技术（即 PNF 技术）；

（2）肌牵张技术；

（3）改善肌力的训练；

（4）改善关节活动范围的训练；

（5）平衡训练；

（6）步行训练；

（7）医疗体操；

（8）理疗：生物反馈治疗、功能性电刺激、直流电离子导入、血管内氦-氖激光照射、超声治疗、水疗、经颅电刺激脑循环治疗等；

（9）作业治疗；

（10）矫形器和辅助用具；

(11) 认知训练；

(12) 言语治疗：失语症和构音障碍的治疗；

(13) 心理治疗；

(14) 中国传统的康复治疗：目前应用于脑卒中康复的传统医学治疗有按摩、针刺、中药等手段；

(15) 其他：如高压氧疗、体外反搏、量子血液治疗等均可用于脑卒中患者的康复治疗。

67. 瘫痪患者的转移训练有哪些?

答：(1) 床上转移

1) 侧向转移：先用健腿插在患腿下方，托起患腿移向床的健侧，再移动臀部，最后依靠健侧上肢将上身转移到该侧。

2) 仰卧转向侧卧：转向健侧有困难。训练时先用健腿插在患腿下方，托起患腿，再用健手握住患手，先上举到患侧，然后突然摆动向健侧，利用惯性将躯体翻向侧方，同时用健腿托在患腿下方，帮助患腿完成转移。

(2) 卧-坐转移：先向健侧侧身，用健手支撑使上身抬起，再调整回中立坐位。

(3) 坐-站转移：先将脚跟移动到膝关节重力线的后方，上身前倾，两手交叉握紧，手臂伸直向下，然后将手臂突然上举，利用手臂上举的惯性和股四头肌收缩，完成站立动作。

(4) 床-轮椅转移

1) 轮椅靠在床边，刹住双轮，与床的长轴呈45°，患者先在床上坐起，用手将瘫痪的下肢移动到床边，将臀部也移动到床边，将两腿放下，用一手支撑轮椅不靠近床边的扶手，另一手支撑在床上，将臀部摆动到轮椅上。

2) 上床时将轮椅正面推向床边，刹车，用手将瘫痪的下肢逐步移到床面上，然后用手撑轮椅扶手，逐步推动臀部和腿移动到床上，完成转移。下床时采用相反的方式，即将臀部移到床边，背对轮椅，再用手撑床面逐渐移向轮椅。

3）辅助转移指患者需要器械帮助，以及部分或全部需要他人帮助，才能够完成转移动作。①滑板：四肢瘫患者在上肢肌力不足，难以支撑躯体并挪动转移时，可以采用滑板（牢固的塑料板或木板）垫在臀下，从滑板上将躯体滑动到轮椅，或滑动到床上。②助力：患者如果上肢肘关节屈肌力为3～4级但手腕无力时不能通过滑板完成转移，则可以用手搂住辅助者的头颈或背部，身体前倾；辅助者头置于患者一侧腋下，两手托患者臀部，同时用双膝关节固定患者的两膝，使用腰部后倾的力量将患者臀部拉向自己的躯干，使患者的膝关节伸直并稳定，然后侧身将患者转移到床上，或从床转移到轮椅上。

68. 偏瘫患者坐-站转移的基本要领是什么?

答：先将脚跟移动到膝关节重力线的后方，上身前倾，两手交叉握紧，手臂伸直向下，然后将手臂突然上举，利用手臂上举的惯性和股四头肌的收缩，完成站立动作。

69. 构音障碍的治疗方法有哪些?

答：（1）松弛训练：随意肌群完全放松的同时，构音肌群等非随意肌群也随之松弛。通过指导患者放松足、腿、臀、腹、胸、背部、手、上肢、肩、颈、头部的肌肉，有利于构音肌群松弛。

（2）呼吸训练：呼吸气流量和气流控制是正确发音的基础，注意呼吸控制以降低咽喉部肌肉紧张，有利于发音。

（3）发音训练：痉挛型构音障碍的喉运动异常主要是内收增强，弛缓型则为内收减弱。可选择发音启动训练、持续发音训练、音量控制训练、音高控制训练、鼻音控制训练。

（4）口面与发音器官训练：呼吸、发音、共鸣、发音动作和语调是构音的基本条件，颌、唇、舌、腭等发音器官的动作练习是发音准确的前提。首先集中训练运动力量、范围和运动的准确性，随后再进行速度、重复和交替运动练习。

训练包括上下颌张开、唇闭合、唇角外展、舌的运动、软腭抬高、交替运动。

（5）语音训练：完成舌、唇、颌以及软腭等发音器官的动作练习后再进行发音训练。训练内容包括练习发“b”音，对照镜子纠正发音动作，练习爆破音，朗读由“b”音组成的绕口令等。

（6）语言节奏训练：语言节奏是由音色、音量、音高、音长四个要素构成的，各要素在一定时间内有规律地交替出现就可形成节奏。共济失调型和运动减退型构音障碍均存在重音、语调和停顿不当与不协调。利用呼吸控制、诗歌朗读、生物反馈技术等进行重音、节奏及语调训练。

（7）非言语交流训练：重度构音障碍者可选择非言语交流方法并予以训练，如图画板、调板、句子板等。图画板上画有多幅日常生活活动的画面，对于文化水平较低和失去阅读能力的患者会有所帮助。

（二）周围神经系统疾病知识问答

1. 何谓周围神经病？

答：原发于周围神经系统的功能或结构障碍，称之为周围神经病。

2. 何谓吉兰-巴雷综合征？吉兰-巴雷综合征的观察要点有哪些？

答：（1）吉兰-巴雷综合征（GBS）即急性炎性脱髓鞘多发性周围神经病，它是一种常见的神经系统疾病，临床表现为急性对称性四肢软瘫、周围性感觉障碍、面瘫和延髓性麻痹等，重型者可累及呼吸肌，导致呼吸麻痹而危及生命。其主要病变是周围神经广泛的炎症性阶段性脱髓鞘，部分病例伴有远端轴索性变性，是神经系统常见的急危重症。

（2）观察要点

①密切观察患者病情变化，尤其观察有无呼吸麻痹的早期症状，可经常询问患者呼吸是否费力、有无胸闷、能否吞

咽及自行咳痰。如发现患者精神委靡、意识模糊、烦躁不安、咳嗽无力不能将痰有效咳出、呼吸窘迫、发绀等症状时可能有呼吸麻痹的危险，需要立即通知医生，同时迅速清除呼吸道内分泌物，保持呼吸道通畅。

②有吞咽障碍患者，预防误吸并加强营养支持及饮食护理。

③预防并发症护理：如长期卧床导致的静脉血栓、坠积性肺炎、便秘。

④肢体置于功能位，对瘫痪肢体尽早做被动运动，预防关节挛缩及肌肉萎缩等。

⑤加强心理护理，鼓励患者树立战胜疾病的信心和勇气，消除不良情绪，使之以轻松的心理配合治疗，促进早日康复。

3. 呼吸麻痹的观察要点有哪些？气管切开、插管上机的指征是什么？

答：密切观察呼吸困难的程度，当患者出现呼吸费力，憋气，大汗，烦躁，口唇、甲床发绀等缺氧症状，血氧饱和度进行性降低，血气分析示血氧分压低于 9.3kPa，需要尽快建立人工气道进行呼吸支持。

4. GBS 的脑脊液有何特点？

答：GBS 患者发病第二周后，大多数患者脑脊液内蛋白增高而细胞数正常或接近正常，称为蛋白-细胞分离现象，此现象为本病的特征。

5. GBS 治疗的关键是什么？如何应用丙种球蛋白？

答：(1) GBS 的治疗主要包括对症支持疗法和病因治疗两方面。对症支持治疗是基于本病为自限性，即 GBS 为单向病程，只要帮助患者渡过疾病的难关，患者就可自行获得逐渐恢复。因 GBS 是周围神经系统的自身免疫疾病，因而广泛采用各种免疫调节治疗，如应用血浆交换法和丙种球蛋白等。

（2）大剂量丙种球蛋白，每次10～20g，每日1次，静脉滴注。或大剂量免疫球蛋白0.4g/（kg·d），连用5天。

6. GBS患者的护理措施有哪些？

答：（1）心理护理。

（2）严密观察病情变化，加强生命体征监测。

（3）加强呼吸道管理，保持人工气道的通畅，防止呼吸道感染。

（4）使用呼吸机支持的危重患者，需加强脱机前后护理，防止呼吸机依赖。

（5）加强皮肤和口腔护理，预防感染，增加舒适度。

（6）加强营养支持及饮食护理。

（7）及早进行肢体功能锻炼。

（8）防止尿路感染、坠积性肺炎、便秘等并发症。

7. 如何对GBS患者进行呼吸道护理？

答：（1）保持呼吸道通畅，定时翻身叩背、雾化吸痰，促进呼吸道分泌物排出，预防肺不张。

（2）定期复查血气，监测患者血氧改善情况。

（3）应用抗生素预防、治疗呼吸道感染。

（4）必要时，应用气管镜吸痰。

（三）脊髓疾病知识问答

1. 脊髓功能是什么？脊髓损伤的后果是什么？

答：（1）脊髓具有传导功能和反射功能。

①传导功能：脊髓是感觉和运动神经冲动传导的重要通路，其结构基础即脊髓内的上、下行纤维束。除头、面部外，全身的深、浅感觉和大部分内脏感觉冲动都经脊髓白质的上行纤维束才能传到脑。由脑发出的冲动，也要通过脊髓白质的下行纤维束才能调节躯干、四肢骨骼肌以及部分内脏的活动。

②反射功能：脊髓可执行一些简单的反射活动，包括躯

体反射和内脏反射。脊髓各种反射都是通过脊髓节内和节间的反射弧完成的。

（2）损伤后果：如果脊髓白质损伤，将导致损伤平面以下出现运动和感觉的功能障碍。脊髓损伤会造成损伤平面以下的感觉和运动障碍、反射异常以及大小便失禁等相应的病理改变，引起“四肢瘫”（指颈部脊髓损伤）和“截瘫”（指胸、腰段脊髓损伤）。

2. 脊髓损伤后的患者住院期间观察要点有哪些？

答：（1）注意患者一般情况，如患者呼吸、体温、神志及大小便是否通畅。如果输液，更应注意尿量是否增加，如有伤口，要注意敷料是否干燥，有无渗血、渗液，有引流要注意引流液情况，有异常情况及时通知医生。

（2）注意双下肢有无肿胀，如肿胀为深静脉血栓出现，不要再活动，要稍抬高患肢，并请医生检查。注意观察皮肤情况。

（3）每 2 小时翻身一次，颈部受伤或手术患者要轴式翻动（即头和躯体同时翻动，不要在翻身时造成头部转动）。防止压疮，骨隆凸部位要垫起（头后枕部、肩胛部、骶尾部、双髋部、双内外踝部、足跟部、双膝关节部）。

3. 脊髓损伤患者出现高热是什么原因？应如何处理？

答：（1）原因：①自主神经调节障碍：多数原因是体温调节障碍所致；②泌尿系感染；③压疮；④肺部感染。

（2）处理方法：一般情况下，应采用温水擦身，并于腋窝、大腿根部、头部、颈两侧放置冰袋。如果患者高热不退，注意是否有泌尿系感染或是肺部感染，不应大量口服退热药物，要及时通知医生。

4. 何谓脊髓损伤水平？

答：脊髓损伤水平指脊髓损伤后保持正常脊髓功能的最低脊髓节段水平。脊髓损伤水平主要以脊髓损伤的感觉水平和运动水平来确定。如果感觉水平和运动水平不在同一水平，则以两者中节段高的水平为准。

5. 脊柱脊髓损伤手术的目的是什么？

答：(1) 恢复脊柱对位，重建脊柱稳定性，保护脊髓。

(2) 保证有效的椎管减压。

(3) 有利于患者早期康复训练。

6. 脊髓损伤康复护理的目的是什么？

答：目的是使脊髓损伤患者的残余功能和能力得到恢复，最大限度地恢复其生活活动能力，以社会平等一员的资格重返社会。

7. 急性脊髓损伤患者出现排尿异常时的护理措施有哪些？

答：留置导尿，间歇导尿，定时自行排尿。

8. 脊髓损伤患者反射性排尿的训练方法有哪些？

答：脊髓损伤患者需在尿动力检查提示低压膀胱无反流情况下，方可进行反射排尿训练，目的是寻找自发排尿反射的刺激触发点。如：叩击耻骨上区、摩擦大腿内侧、牵拉阴毛、挤压龟头、扩张肛门等，促使出现自发性排尿反射。

9. 颈椎损伤患者应如何搬运？

答：(1) 搬运前应向患者讲清程序以取得患者配合。

(2) 两个载人物体之间夹角≥90°，头尾相接，四人搬运法。

(3) 保持颈部稳定的人员应位于患者头前，用双前臂固定于患者头颈两侧，双手托扶双肩部。

(4) 搬运人员的胸部及前臂不得有任何硬质物品（如手表、怀表、钢笔、胸卡、戒指等）。

(5) 将患者的双臂放置胸前，搬运人员要与患者进行目光交流，使患者感到安全，同时观察患者面色及呼吸情况。

(6) 搬运人员应站在两个载人物体之间的同一侧，并同时将前臂轻轻伸入患者躯体下，手必须伸过患者身体中线，准备就绪，在一个人的指挥下一致行动。

（7）抬起后要保持患者身体笔直在同一水平，顺弧形线路将患者移至另一载人物体上平稳放下。

（8）如患者需要绝对稳定，也可只将患者抬起，另有其他人员将两个载人物体迅速调换，然后将患者平稳放下。

10. 脊髓损伤患者常见的并发症有哪些？

答：（1）泌尿系感染；

（2）肺部感染；

（3）关节挛缩；

（4）痉挛；

（5）异位骨化；

（6）体位性低血压；

（7）便秘；

（8）压疮；

（9）深静脉血栓；

（10）截瘫神经痛等。

11. 造成脊髓损伤患者痉挛加重的因素是什么？

答：（1）关节挛缩；

（2）压疮等皮肤病灶；

（3）泌尿系并发症；

（4）痔等肛门疾患；

（5）骨折脱位、异位骨化等骨骼疾病；

（6）外界气温剧烈变化；

（7）精神过度紧张；

（8）膀胱、直肠充盈；

（9）紧而挤的衣服和鞋。

12. 脊髓损伤患者体位性低血压的表现是什么？如何预防？

答：脊髓损伤患者从卧位到坐位或到直立位时血压明显

下降，临床表现为头晕、眼前发黑、面色苍白、视物模糊，甚至一过性意识丧失。

13. 脊髓损伤后代偿性尿意、便意的表现有哪些？

答：脊髓损伤患者当膀胱、直肠充盈时引起头痛、出汗、竖毛肌直立、脉缓、面色潮红、起鸡皮疙瘩等现象，称为代偿性尿意、便意的表现。

14. 脊髓损伤严重程度分级的美国脊髓损伤学会（ASIA）标准有哪些？

答：（1）完全性损害：骶段感觉和运动功能均丧失。

（2）不完全性损害：神经平面以下包括骶段（$S_{4\sim5}$）有感觉功能，但无运动功能。

（3）不完全性损害：神经平面以下有运动功能，大部分关键肌肌力＜3 级。

（4）不完全性损害：神经平面以下有运动功能，大部分关键肌肌力≥3 级。

（5）正常：感觉和运动功能正常，但肌张力增高。

15. 膀胱控制训练的基本方法有哪些？

答：（1）膀胱括约肌控制力训练：常用盆底肌练习法。主动收缩耻骨尾骨肌（肛门括约肌），每次收缩持续 10 秒，重复 10 次，每日 3～5 次。

（2）排尿反射训练：发现或诱发“触发点”，常见的排尿反射“触发点”是轻叩耻骨上区、牵拉阴毛、摩擦大腿内侧、挤压阴茎龟头等。听流水声、热饮、洗温水浴等均为辅助性措施。叩击时宜轻而快，避免重叩。叩击频率为50～100 次/分。

（3）代偿性排尿方法训练：通过手法和增加腹压等方式促进排尿，包括 Valsalva 法和 Crede 手法。

（4）水出入量控制训练：建立定时、定量饮水和定时排尿的制度。每次饮水量以 400～450ml 为宜，饮水和排尿的时间间隔一般为 1～2 小时。

（5）清洁导尿。

16. 什么叫脊髓休克？

答：脊髓休克指脊髓受到外力作用后短时间内脊髓功能完全消失。持续的时间一般为数小时至数周，偶有数月之久。在脊髓休克期所有神经反射全部消失，但并不意味着完全性损伤。在此期间无法对损害程度作出正确的评估，必须等待脊髓休克解除后，才可真正评测神经损伤平面及程度。

（四）中枢神经系统感染疾病知识问答

1. 什么叫病毒性脑膜炎？观察要点有哪些？

答：（1）病毒感染脑膜所致软脑膜与蛛网膜的弥漫性炎症改变，具有发热、头痛、呕吐、脑膜刺激征、脑脊液压力增高及相应的神经精神症状，是临床呈良性经过的自限性疾病。常见引起脑膜炎的病毒主要有艾柯（ECHO）病毒、柯萨奇病毒、流行性腮腺炎病毒、单纯疱疹病毒等。

（2）观察要点：①密切监测生命体征变化，倾听主诉；②发热的按发热护理操作；③体格检查除颈强直及凯尔尼格征阳性外，还需注意评估有无肌无力、感觉障碍、共济失调等症状，监测治疗后症状的改善；④应用脱水剂时，需要监测脱水剂应用的疗效，维持水、电解质平衡及肝肾功能；⑤定期复查脑脊液和生化指标。

2. 什么是单纯疱疹病毒性脑炎？其观察要点是什么？

答：（1）是由单纯疱疹病毒引起的、以脑实质炎症为主要病变的一种急性中枢神经系统感染性疾病，是脑炎中的常见类型，占脑炎的2%～19%。治疗常采用抗病毒治疗、免疫治疗及对症支持治疗。

（2）观察要点：①密切监测生命体征；②脱水、降颅压，控制脑水肿；③降温，减少脑代谢，实施脑保护；④控制癫痫发作，进行保护性约束；⑤进行营养评估，加强营养支持；⑥观察与预防应用糖皮质激素引起的不良反应；⑦监测肝肾功能；⑧防止其他并发症：如泌尿系感染、肺部感染、静脉血栓形成、水和电解质紊乱、肢体失用性萎缩等。

3. 病毒性脑炎患者出现精神异常时的护理措施有哪些?

答：(1) 适度镇静，及时评估镇静的效果。

(2) 有效保护性约束，防止坠床、拔管、走失等不良事件。

(3) 增强营养支持，必要时鼻饲饮食。

(4) 抬高床头，预防误吸。

(五) 中枢神经系统脱髓鞘疾病知识问答

1. 何谓多发性硬化? 本病的特点是什么? 诱因有哪些?

答：(1) 多发性硬化是以中枢神经系统白质脱髓鞘病变为特点的自身免疫性疾病，临床上表现为病变部位的多发性和发病次数的多发性。

(2) 多发性硬化的特点是：①多为急性或亚急性起病；②症状千变万化，症状不能用中枢神经系统单一病灶来解释，常为大脑、小脑、脑干、脊髓和视神经病变的不同组合构成其临床症状谱；③病程中复发缓解交替出现是其重要特点；④临床经过及其症状、体征存在空间上的多发性（散在分布于中枢神经系统的多数病灶）及时间上的多发性（即病程中的缓解复发）；⑤每复发一次均会残留部分症状和体征，逐渐累积而使病情加重。

(3) 诱因：病毒感染与自身免疫反应、遗传因素、环境因素。

2. 多发性硬化的观察要点有哪些?

答：(1) 观察评估心理状态，落实心理护理。

(2) 指导康复功能训练，减少功能残障。

(3) 评估言语和视力障碍，指导语言训练。

(4) 评估药物治疗反应。

(5) 血浆置换疗法（PE）的护理。

（6）重视加强基础护理及并发症预防：多发性硬化患者病程长，病情复杂，使用激素易引起全身各部位感染；保持呼吸道通畅，定时吸痰，防止呼吸道分泌物误吸；防止便秘等。

（7）加强营养支持：给予低脂、高蛋白、营养丰富、富含纤维素的食物，补足身体的营养需要量。

（8）生活行为指导：多发性硬化患者应避免劳累、饱食、长时间热水浴、吸烟、紧张及焦虑，减轻心理压力，合理安排生活和工作，保证充足的睡眠。

3. 多发性硬化的心理护理措施有哪些？

答：（1）热情关心体贴患者。

（2）耐心细致地卫生宣教，向患者和家属介绍本病的性质及发展，从而稳定患者的情绪，使其树立坚强的意志，同时取得家属的最大配合。

（3）对复发病例，多与患者交流，介绍以往成功病例，使之增强战胜疾病的信心。

（六）运动障碍疾病知识问答

1. 何谓肝豆状核变性？肝豆状核变性患者的病情观察要点有哪些？

答：（1）肝豆状核变性（HLD）又称威尔逊病，是常染色体隐性遗传的铜代谢障碍疾病。由 Wilson 首先报道和描述，是一种遗传性铜代谢障碍所致的肝硬化和以基底节为主的脑部变性疾病。临床上表现为进行性加重的锥体外系症状、肝硬化、精神症状、肾功能损害及角膜色素环（K－F 环）。

（2）观察要点：①密切观察患者尤其儿童患者有无黄疸、腹水及水肿，在治疗过程观察预防食管静脉曲张所致出血倾向；②观察患者生命体征变化，患者肝功能减退、肝硬化、腹水，易出现低蛋白血症，引起感染等并发症；③严密观察患者神经系统和精神症状；④观察铜对肾的损害。

2. 肝豆状核变性的辅助检查包括什么？

答：（1）血清铜蓝蛋白和铜氧化酶活性测定；

（2）人体微量铜测定：血清铜、尿铜、肝铜量；

（3）肝肾功能；

（4）骨关节 X 线检查；

（5）头颅 CT 和 MRI；

（6）离体皮肤成纤维细胞培养；

（7）基因诊断。

3. 如何对肝豆状核变性患者进行饮食指导？

答：肝豆状核变性患者要求进食低铜饮食。另外，给予饮食治疗的同时，应注意忌用兴奋神经系统的食物。

4. 帕金森病的临床表现有哪些？

答：帕金森病三大主征：静止性震颤、僵直、行动迟缓。

5. 帕金森病患者的观察要点有哪些？

答：帕金森病及其综合征呈慢性经过，无论是在自然进程中，还是治疗过程中，其病情都会受多种因素的影响，甚至迅速多变，捉摸不定。因此病情观察是十分重要的。观察要点如下：

（1）全面观察患者的症状、体征及伴随症状。

（2）观察病情的进展情况。

（3）观察药物的疗效和不良反应。

（4）观察并发症的发生。

6. 帕金森病手术治疗的适应证、禁忌证分别有哪些？

答：（1）适应证：①左旋多巴类制剂无效，或因伴有其他不宜继续服药的疾病者；②已出现左旋多巴类制剂长期治疗综合征者；③仅有单侧症状者。

（2）禁忌证：①帕金森综合征；②有明显的认知功能障碍；③已有关节僵直、挛缩或卧床不起；④伴有不适合开颅手术的疾病，如严重的心、肝、肾功能障碍，高血压；

⑤神经影像学检查发现严重脑萎缩、脑积水或局灶性脑病变者。

7. 长期服用左旋多巴出现的主要并发症有哪些?

答:(1)运动障碍;

(2)日内波动现象;

(3)开关现象;

(4)冻结足;

(5)剂末现象。

8. 帕金森病应用左旋多巴治疗时应注意的事项有哪些?

答:由于药物治疗具有长期性和药物本身的不良反应,治疗应从小剂量开始,逐渐递增,用药期间要密切注意药物不良反应和对症状的控制程度,通常应将最大剂量控制在症状既获得显著改善又无不良反应的水平。

长期服用左旋多巴的患者,因多巴胺受体已产生依赖性、容量扩大,突然停药常导致症状急剧恶化,甚至出现所谓“类恶性综合征”样表现。故对左旋多巴只能逐渐减量至停药或以其他药物替代治疗。对准备手术治疗而必须停药者,只在手术当日停药以便术中观察,术后应立即恢复服药或逐渐减量服药,切不可术后即完全停药。

9. 什么是帕金森病药物治疗的剂末现象?

答:长期服用左旋多巴类制剂,每剂药物的有效时间逐渐缩短,以致症状强度出现规律性波动,称为剂末现象。

10. 帕金森病患者的安全护理措施有哪些?

答:(1)保持病室光线明亮,地面平整、干燥,防止摔伤等护理意外的发生。

(2)热水瓶置床旁桌边地上,防止烫伤。

(3)床铺加用防护栏,防护栏加防护层,防止坠床及磕碰伤的发生。

(4)患者病号服的大小适宜,穿合脚的防滑拖鞋;移去活动范围内的障碍物,保证平整、宽敞;预防跌倒。

（5）行走时旁边皆有人守护、搀扶或拄拐杖；患者外出或做检查时，有人陪同，防止外伤、迷路等意外。

11. 帕金森病患者的饮食护理要点有哪些?

答：（1）低蛋白饮食：有利于药物吸收，最好在摄入肉类前30～60分钟服信尼麦控释片（息宁）或多巴丝肼（美多巴），这样可以保证药物在遇到食物干扰前已被迅速吸收。这是因为食物中的氨基酸必须穿过细胞入血，再透过血-脑屏障进入脑部。而息宁入血与入脑恰好使用的是同一通道，因此高蛋白食物会严重影响息宁的吸收。

（2）牛奶不宜与美多巴同服，可用豆奶代替。并尽量选择添加了维生素D和钙的豆奶。为减少“开关现象”，可让患者补充高蛋白食物并安排在晚餐。

（3）少食多餐，忌过热或过冷食物。不吃有刺激性的调味品。避免消化道功能障碍。多食软食、蔬菜和水果。每天摄入足量的纤维素和水是很重要的，有利于防止便秘。

12. 帕金森病患者习惯性便秘的护理措施有哪些?

答：便秘的发生常和心理障碍、情绪、精神活动有密切关系。具体措施如下：

（1）培养定时排便的习惯。

（2）保证饮食中纤维素的含量和充足的水分摄入。

（3）进行适当的运动。

（4）提供隐蔽环境。

（5）协助患者采取最佳的排便姿势，以合理地利用重力和腹内压。

（6）进行适当的腹部按摩，顺结肠走行方向做环行按摩，刺激肠蠕动，帮助排便。

（7）指导或协助患者正确使用简易通便法，如使用开塞露、甘油栓等。

（8）指导患者正确使用缓泻剂，但应告之患者长期使用缓泻剂的危害，即会使肠道失去自行排便的功能，甚至造成患者对药物生理、心理上的依赖。

（9）必要时予以灌肠。

13. 帕金森病患者为什么在手术治疗当天停服抗帕金森病药物？

答：因为停药后可使患者症状明显，有利于术中观察手术效果。

14. 帕金森病患者为什么在手术后立即口服抗帕金森病药物？

答：帕金森病患者常规于手术当天停药，到手术结束时，患者由于血中的多巴胺浓度降低会感到没有力量，因此应在手术结束时立即给患者口服抗帕金森病药物。

15. 帕金森病患者在手术当天为什么不能穿含化纤的衣服？

答：帕金森病手术主要是依靠电生理等高科技手段来进行的，如果患者穿着带有静电的化纤衣服，则会干扰手术仪器的信号，从而影响手术效果。

16. 行苍白球毁损手术（PVP）治疗帕金森病患者术中看闪光点的目的是什么？

答：目的是为了确认毁损电极是否已到了靶点的位置。

17. 行 PVP 治疗帕金森病为什么术中观察视野变化？

答：因为手术进行毁损位置离视束很近，为了避免损伤视束，减少并发症的发生，术中要随时检查患者的视野情况。

18. PVP 术后护理观察要点有哪些？

答：（1）对侧肢体活动情况及肌力分级。

（2）对侧同向视野是否偏盲。

①如果由于手术影响，则偏盲不可逆。

②如果视野偏盲由于水肿引起，则术后 1～3 天可恢复。

（3）PVP 对帕金森病三主征均有效，僵直可缓解，但震颤不一定完全缓解。

19. 丘脑手术后护理观察要点有哪些？

答：(1) 丘脑手术后应观察震颤是否完全消除。

(2) 丘脑腹中间核（Vim 核）毁损手术比 PVP 易出血，应严密观察生命体征变化。

(3) 观察有无轻瘫、某一部位麻木等。

20. 脑深部电刺激（DBS）治疗帕金森病患者出院后电池的使用维护指导有哪些？

答：(1) 避免局部碰撞造成电池损坏。

(2) 避免剧烈活动，减少电池与局部皮肤的摩擦力。

(3) 帕金森病患者 DBS 术后应远离磁场环境，如避免发生器部位直接接触冰箱门和微波炉门。

(4) DBS 术后应远离高热环境，如桑拿等。

(5) 脉冲发生器一般可使用 5～10 年，可以 24 小时连续刺激，也可于夜间关机，但一般不主张关机。

21. DBS 治疗帕金森病的手术并发症有哪些？

答：(1) 设备并发症发生率为 12%，其中较轻微的并发症占了一半以上。感染的发生率仅 1%，而且仅在手术早期出现。设备完好率为 99.8%。

(2) 手术本身的并发症与毁损手术并发症类似，但发生率低于毁损手术，包括出血、感染、癫痫、偏瘫、语言障碍、气胸等。

(3) 大多数治疗并发症轻微且能为患者接受，包括感觉异常、头晕等。

22. DBS 治疗帕金森病患者胸腹部切口的护理措施有哪些？

答：(1) 保持病室环境清洁，温度适宜。

(2) 术后每日更换病号服，保持局部皮肤清洁干燥。

(3) 避免局部皮肤抓挠，以免造成局部破溃、感染。

(4) 术后严密观察切口部位渗血、渗液情况。

(5) 局部切口加压包扎，防止皮下出血和积液的发生。

（6）患者活动术侧肢体时避免过度牵拉。

23. 立体定向手术的并发症有哪些？

答：（1）手术部位出现血肿；

（2）引起癫痫；

（3）语言障碍、吞咽困难；

（4）对侧偏瘫、对侧同向偏盲；

（5）伤口感染、颅内感染；

（6）长期昏迷。

24. 为什么帕金森病术后还需要继续服药？

答：术后还需要继续服用左旋多巴类药物，如美多巴或息宁。因为手术并不能解决脑内缺乏多巴胺的问题，手术需要与药物协同治疗，才能发挥其最佳疗效，同时手术可以消除药物带来的运动波动的不良反应，使药物发挥最大的疗效。

25. 为什么帕金森病患者术后会出现嗜睡和低热现象？

答：由于手术本身是一种创伤，加之脑部功能精细，对任何干预都可能出现反应，术后患者因脑水肿可能出现语言、肢体活动、视觉障碍、嗜睡、低热等症状，这是术后的常见反应。随着脑水肿的消退，以上反应可逐渐缓解。

26. 引起帕金森病三大症状的病理基础是什么？扭转痉挛患者常见的临床表现有哪些？

答：（1）帕金森病的主要病理特征是黑质多巴胺能神经元内出现嗜酸性包涵体——路易小体，以及这类神经元的进行性变性、缺失，导致其在纹状体投射区的多巴胺减少。

（2）扭转痉挛是全身性肌张力障碍的一种典型类型，临床上表现为颈部、四肢、躯干甚至是全身的剧烈、不自主的扭转，手足过伸或过屈，通常以身体的长轴为中心。其扭转动作往往十分缓慢，间歇重复出现。

27. 局灶性扭转痉挛有哪些？

答：有痉挛性斜颈、书写痉挛、眼睑痉挛、痉挛性失声等。

28. 什么是书写痉挛?

答:书写痉挛是局灶性肌张力障碍的一个类型,指在书写时由于手肌紧张和运动异常而导致书写功能障碍,不伴有其他功能障碍,患者常因此造成心理障碍而使症状加重。

29. 什么是痉挛性斜颈?

答:痉挛性斜颈是中枢神经系统异常冲动引起颈部肌群阵发性不自主收缩,使头颈向一侧扭转或痉挛性倾斜。

30. 帕金森病术后肢体功能锻炼的指导有哪些?

答:肢体功能康复训练:由于长期震颤,肢体的有效运动减少而致僵硬,术后震颤减少或消失,但僵硬的肢体一时动作难以协调,使得生活不能自理,因此要尽早加强肢体的康复训练。

(1) 由物理治疗医师或家属进行四肢肌肉按摩,3 次/日,每次 30 分钟。

(2) 大小关节顺位活动,3 次/日,每次 10 分钟。

(3) 行走训练:病情稳定后,在医护人员和家属的扶持下进行,增强体质和体力,促进全面康复。

(4) 合作性训练:有目的地进行左、右上肢,左、右下肢,以及上、下肢交替运动训练,进行运动中枢的功能恢复训练。

31. 选择性脊神经后根切断术(SPR)术后护理要点是什么?

答:(1) 常规留置导尿管护理:SPR 术后每天用 0.5% 碘附纱布清洁尿道口。

(2) 发热的处理:SPR 术后 3 天内常出现发热症状,体温在 38~39.5℃之间,可给予物理降温。

(3) 预防压疮:患者术后平卧,翻身时要轴线翻身,不可扭伤腰部,翻身后,以软枕垫于背部,定时翻身。保持床单清洁、平整、干燥,患者出汗、大小便污染的床单要及时更换。

（4）切口护理：术后 24 小时观察切口是否渗血，如有应及时通知医生更换渗血敷料，若敷料被大小便污染或脱落需及时更换。

（5）术后康复训练护理：术后 24 小时后做直腿抬高训练，抬高角度以患者能忍受为度。行髋关节外展，膝、踝关节屈伸练习，每日数次。术后 1 周指导患者腰背肌功能训练。术后 10 天左右可指导患者练习下床活动。

（七）神经-肌肉接头疾病知识问答

1. 何谓重症肌无力？临床特点有哪些？

答：重症肌无力是一种神经-肌肉接头传递障碍的获得性自身免疫性疾病，病变主要累及神经-肌肉接头突触后膜上乙酰胆碱受体。重症肌无力的症状都是由于肌肉无力所导致的，女性多于男性，任何年龄均可发病。

2. 何谓重症肌无力危象？诱发因素有哪些？

答：（1）重症肌无力危象：患者如急骤发生延髓支配肌肉和呼吸肌严重无力，以致不能维持换气功能为危象发生。

（2）诱发因素：肺部感染、手术可诱发，情绪波动和系统性疾病可加重症状。

3. 何谓疲劳试验？疲劳试验的护理观察有哪些内容？

答：（1）疲劳试验：受累肌肉重复活动后症状明显加重。患者用力眨眼 30 次后眼裂明显变小，或持续上视 1 分钟出现上睑下垂，或两臂持续平举 2 分钟后出现上臂下垂，休息后恢复为阳性。

（2）观察要点：疲劳试验是帮助确诊肌无力的临床试验，观察受累肌肉反复活动后是否出现肌肉无力症状明显加重。

4. 何谓新斯的明试验？新斯的明试验的护理要点有哪些？

答：新斯的明 0.5～1.5mg 肌内注射，20 分钟后症状明显减轻者为阳性，可持续 2 小时，可同时注射阿托品 0.5mg

以对抗新斯的明的毒蕈碱样反应（瞳孔缩小、心动过缓、流涎、多汗、腹痛、腹泻、呕吐等）。

5. 重症肌无力危象的分类及处理措施是什么？

答：分为三种类型：

（1）第一种为肌无力危象，占危象的95%，原因为抗胆碱酯酶药量不足引起。处理：注射依酚氯铵（腾喜龙）或新斯的明。

（2）第二种为胆碱危象，发生于肌无力治疗过程中抗胆碱酯酶药物的剂量过大。处理：注射依酚氯铵，如症状加重，则立即停用抗胆碱酯酶药物，待药物排出后重新调整剂量。

（3）第三种为反拗危象，此种危象对抗胆碱酯酶药治疗无反应。处理：停止抗胆碱酯酶药物而用输液维持。

6. 重症肌无力患者在应用抗胆碱酯酶药时的护理要点有哪些？

答：（1）用药过程中观察有无腹痛、腹泻、呕吐、流涎、支气管分泌物增多、流泪、瞳孔缩小和出汗等，出现上述症状及时通知医生。

（2）对有咀嚼、吞咽困难者应在饭前30分钟服药。

7. 重症肌无力患者的护理措施有哪些？

答：（1）注意休息，预防感冒、感染并注意保暖。

（2）避免过度劳累、外伤、情绪激动，保持情绪稳定。

（3）了解患者心理需求，缓解紧张忧虑的情绪，给予支持鼓励。

（4）饮食上进食低钠、高钾食物，少食多餐，避免过饱，多食蔬菜、水果。

（5）患者使用呼吸机时，做好呼吸道管理，保持气道通畅，按时给予药物治疗，注意呼吸机工作情况。

8. 重症肌无力患者应用激素治疗时注意事项有哪些？

答：大量应用肾上腺皮质激素可产生高血压、高血糖、低血钾、水钠潴留、皮疹、皮肤痤疮等不良反应，尤其容易继发感染性疾病及精神异常。因此冲击量应用肾上腺皮质激素时注意监测血糖、血钾值，记录出入量，观察患者精神状态等；当症状控制、病情稳定后，应严格遵医嘱逐渐减量，切忌减量过快或突然停药。

9. 神经科泵衰竭有哪些表现?

答：有关驱动或制约呼吸运动的中枢、神经、神经-肌肉接头、呼吸肌、胸廓等均统称为呼吸泵。这些结构是维持正常呼吸运动的不可缺少部分。因呼吸驱动力不足或呼吸运动受限而出现的呼吸衰竭为泵衰竭，泵衰竭时低氧血症和二氧化碳潴留同时存在。

（八）癫痫疾病知识问答

1. 癫痫发作的先兆表现有哪些?

答：（1）癫痫是由大脑神经细胞异常放电引起的突然、反复和短暂的大脑功能失调，可以表现为运动、感觉、意识、精神等多方面的功能障碍。

（2）癫痫发作是指大脑神经元的阵发性发放，并引起患者和观察者都能察觉到的各种表现。

（3）癫痫发作特征

1）部分性发作

①简单部分发作：不伴意识障碍，脑电图变化在症状对侧相应的皮质区域。

②复杂部分发作：伴有意识障碍，即事后不能记忆，脑电图有单侧或双侧异常。

③部分发作继发全身发作：脑电图变化快速发展为全面性异常，醒后若能记得部分发作性时某个症状，即称为发作。

2）全身发作

①失神发作：a. 典型失神发作：仅有突然发生和突然终止的意识障碍，或伴有轻微阵挛、肌张力异常、肌强直、

自主神经症状、自动症等。b. 不典型失神发作：意识障碍的发生和休止比典型者缓慢，肌张力改变较明显。

②肌阵挛发作：突然、短暂、快速的肌肉收缩可遍及全身也可限于面部、躯体或肢体。可能单个发生，但常见快速重复。

③阵挛发作：全身重复性阵挛发作。

④强直发作：身体伸直，头、眼偏向一侧；常伴有自主神经症状，躯体的强直性发作可造成角弓反张。

⑤失张力发作：部分肌肉或全身肌肉的张力突然降低，造成颈垂、张口、肢体下垂或跌倒。

⑥强直-阵挛发作：以意识丧失和全身抽搐为特征，发作可分为三期：强直期、阵挛期、惊厥后期。

2. 失神发作的临床表现有哪些？

答：癫痫病灶部位不同且发作形式不一，部分患者可出现先兆表现：如出现视觉、听觉、嗅觉、味觉的改变；自主神经症状；眩晕或精神症状；还有部分患者出现肢体感觉异常：如麻木感、针刺感、触电感及肢体动作感等，大多在口角、舌部、手指或足趾。

3. 全面强直-痉挛发作的临床特征是什么？临床分几期？

答：(1) 临床特征为突发、短暂的意识丧失和正在进行动作的中断，出现双眼茫然凝视或短暂上翻，通常持续5～15秒，少数患者仅有意识模糊，仍能进行简单的活动；是以全身肌肉强直-阵挛为主要表现，伴意识丧失及自主神经功能紊乱的一种发作。

(2) 临床分期：发作前期、发作期、发作后期。

4. 何谓癫痫持续状态？常见的诱因是什么？

答：(1) 出现两次或多次的癫痫发作之间没有神经功能的完全恢复，或者痫性抽搐持续30分钟或更长时间称为癫痫持续状态。

（2）发作诱因最多的为停药、减药或突然换药，其次是发热、感染、疲劳、饥饿、饮酒、妊娠等。

5. 癫痫持续状态的护理措施有哪些？

答：护士应熟练掌握癫痫持续状态的紧急处理：去枕平卧，头侧向一方，保持呼吸道通畅，及时吸出口鼻腔分泌物，吸氧，不可强行压迫抽搐的肢体，以免误伤。患者出现牙关紧闭和舌咬伤时，不可强行用压舌板掰患者的牙齿，以免伤及患者的牙齿和黏膜。注意保护患者的手，不要乱抓头部，以免敷料和电极线脱落。注意静脉穿刺处，防止针头脱落，如输液外渗立即拔除。防止患者摔伤、碰伤等意外。遵医嘱静推地西泮 10mg，静脉输注 5%葡萄糖氯化钠液 500ml+地西泮液 50mg，依发作控制情况遵医嘱调节输液滴数，开始时 30 到 10 滴/分。抢救中随时观察患者意识状态，呼唤患者，记录何时清醒，并详细记录发作情况。

6. 癫痫患者在日常生活中如何进行自我管理？

答：（1）定时、定量按医嘱服药，定期复查。

（2）勿暴饮暴食及过度饮水，少喝兴奋性饮料（酒、咖啡、浓茶、可乐等）。

（3）不宜长时间使用电脑、看电视、玩电子游戏。

（4）避免过度劳累，保证充足睡眠。

（5）可以参加适量运动，不要过于激烈。

（6）外出时要随身携带“联系卡”，以便急救及与家人联系。

7. 癫痫患者外出旅游时应注意什么？

答：旅行应在癫痫控制相对稳定的时候进行。离家时，要保证带足旅行中的抗癫痫药。要注意按时服药，因为旅途的不适宜和劳累、生活的不规律都是癫痫发作的诱因。

8. 癫痫患者运动及锻炼的注意事项有哪些？

答：散步、打太极拳、做体操等小运动量体育活动适于癫痫患者。较激烈的体育比赛及需要长时间的、需要有很大耐力的活动对于癫痫患者应尽量禁止。体育锻炼的时间要适当，要记住：适当的锻炼可以增加体力和抵抗力，但过度的体育锻炼有可能使患者过度疲劳而导致癫痫发作，为此体育锻炼要适宜、适量。

9. 癫痫患者出院指导的内容有哪些?

答：癫痫发作消失也要正规服药两年以上，手术后1个月复查肝功能、血常规、血药浓度。术后3个月、半年、1年到医院复查相关化验和脑电图。养成良好的作息锻炼习惯，树立正确的生活自信心，有烟酒嗜好的应尽量戒掉。

10. 抗癫痫药物地西泮的注意事项有哪些?

答：针剂地西泮不溶于水，注射剂的溶剂有刺激性，静脉注射常可引起血栓性静脉炎，肌内注射吸收慢而不可靠，且可引起注射局部坏死，所以不宜肌内注射。用于静脉输液溶药时要边注射边摇动。

11. 癫痫颅内电极埋置术术后监测时的护理措施有哪些?

答：(1) 一般护理

①密切观察生命体征、瞳孔变化。

②注意头部切口是否干燥，有无渗血、渗液，或绷带是否固定好，导联线要放在床边，不要拉扯过紧，使患者有一定的活动空间，防止脱落。

③家属和护士在房间内操作注意不要挡住视频镜头，以免影响观察。

④保持室内温度在25℃以上，穿衣要适宜，不要用棉被盖上四肢以免影响发作时录像。

⑤密切观察病情变化，防止颅内血肿和感染。

⑥室内不宜喧哗，不能使用移动电话，以免影响数字脑电信号的采集。

⑦保持室内环境清洁，每日房间用含氯消毒液擦拭两遍，紫外线照射1小时。

⑧适当延长电极埋植时间捕捉自然状态下的临床发作，必要时使用贝美格（美解眠）诱发发作。

（2）发作时护理

①保护患者免受伤害：头偏向一侧，松衣领，切莫试图塞物于口中，因舌已咬伤，再填塞反易伤及牙齿及牙龈。

②患者口腔分泌物多时用吸引器及时吸干净以防止窒息，给予面罩吸氧。

③发作时不可强行压迫抽搐的肢体，以免误伤。注意保护患者的手。

④不要乱抓头部，以免敷料和电极线脱落。

（3）观察并记录发作情况

①发作的前驱症状：如问患者有无异常感觉、环境变化等，这一期出现在发作前数小时或数十分钟。

②先兆症状：恶心感、胃气上升感、幻嗅、幻视、幻听、偏身麻木等。

③发作时症状的演变：如始于何部，最后是否全身抽搐，有无强直、阵挛、自动症等，持续多长时间，初期出现的症状有助于定位。

④观察瞳孔和脉搏，有无便失禁，有无发绀，发作后是否昏睡，多长时间可被唤醒。

⑤单侧肢体僵直要活动患侧肢体，明确是否单侧僵直。

⑥若减药或停药癫痫持续，要及时处理。

12. 癫痫患者的饮食指导有哪些?

答：癫痫患者的饮食量不宜过大，正常饮食吃饱即可，饮水过量也是诱发发作的原因之一，为此饮食不要过咸。癫痫患者慎用的食物主要有：酒、咖啡和可乐。有些食物影响药物的代谢：如当患者服用苯妥英钠时应禁食味精；服用卡马西平的患者应禁食含葡萄柚汁的食物，如胡柚；不要食用烧烤等食物。长期服用抗癫痫药物的患者会出现并发症。如有出血或口鼻出血现象时要多食枣、花生、动物肝等食物；出现低钠血症时食盐量应适当增加；出现骨质疏松时可多食牛奶、瘦肉、蛋类、豆类、各种蔬菜；出现皮疹、痤疮，可多食蔬菜、豆类、莲藕、栗子、玉米等。

13. 癫痫患者颅内电极埋置术术后监测时的注意事项有哪些？

答：癫痫患者颅内电极埋置术术后脑电监测时，电极埋置于颅内，导线外接于放大器记录设备。因此在癫痫发作时特别要注意保护好电极导线，勿折断电极导线或因拉拽使电极在颅内产生移位而发生危险。

14. 外科治疗癫痫的方法有哪些？

答：（1）切除手术，切除局部的或大块的有致痫灶的脑组织，消除致痫灶。

（2）阻断癫痫发放传播通路的手术，目的是破坏癫痫发放的传播通路。

（3）毁损和刺激手术。

15. 什么时间采血检查抗癫痫药的血药浓度最有意义？

答：查血药浓度一般指药物在体内达稳定状态后的浓度，在下次服药之前取血查血药浓度所得的结果对医生判断药量合适与否最有指导意义。

16. 癫痫手术后常见并发症是什么？

答：（1）一般手术并发症：感染与颅内血肿、死亡。

（2）神经精神方面的并发症：脑神经麻痹、偏瘫、视野缺损、失语、遗忘、失联合综合征、原有损害症状的复现、精神疾病。

17. 癫痫手术适应证是什么？

答：（1）最主要的手术指征是部分性癫痫。多为继发性（症状性）癫痫，有确定的癫痫起源灶。

（2）必须是药物难治的顽固性癫痫，用任何抗癫痫药物（AEDs）治疗不能控制发作（经1～2种或3种一线AEDs治疗）。

（3）癫痫发作为致残性频繁发作，每月 3～4 次或更多，并影响个人的生活质量（日常生活、学习、工作及社交活动）。

（4）手术前病程 2 年以上（但除外结构性病变和早期诊断的内侧颞叶癫痫）。

（5）对于婴幼儿和儿童，特别是灾难性癫痫会影响脑的发育，致残的概念不适用于这个群体，应提早手术，越早越好。

（6）手术治疗不会引起患者重要功能缺失。

（7）患者和家属对治疗能理解和有强烈要求者，必须认识术后仍需用 AEDs。

（8）应除外进行性神经系统疾病（如恶性肿瘤、多发性硬化、脑血管炎）。

18. 何谓额叶癫痫、颞叶癫痫？

答：额叶癫痫是一组起源于额叶的具有特征性的癫痫综合征。颞叶癫痫是癫痫发作起源于颞叶的部分性癫痫，是最常见的药物难治性癫痫，其中最常见的病因为海马硬化。

19. 癫痫手术后抗生素使用的注意事项是什么？

答：青霉素类药物对大脑皮层有刺激作用，易引起癫痫发作，尤其在癫痫手术后，血-脑屏障损伤，青霉素类药物易引起癫痫发作，应尽可能避免使用，宜选择头孢类药物。

20. 癫痫手术前为何要关注凝血功能？

答：癫痫患者常年服用抗癫痫药物，有些药物可能影响肝功能或直接影响凝血功能，增加术中、术后出血机会。例如丙戊酸类药物，可能引起纤维蛋白原降低，凝血时间延长，术前应尽可能停用一段时间。

21. 哪些抗癫痫药物不能嚼碎服用？

答：为使患者服药后血药浓度平稳，一些药物制成缓释剂型，如丙戊酸钠（德巴金）口服片，因此不宜嚼碎或研磨服用。

22. 哪些抗癫痫药物易引起肾结石？

答：对肾影响比较大的抗癫痫药物是托吡酯，因其容易引起结晶尿甚至导致肾结石。

23. 如何指导癫痫患者间隔服药？

答：癫痫患者服药后的血药浓度需要尽可能保持稳定，因此主张等间隔服药，如每 12 小时一次、每 8 小时一次或根据癫痫发作出现的时间个体化调整服药时间而非常用的一天 2 次或 3 次。

24. 儿童癫痫患者手术前、后注意事项是什么？

答：（1）术前：除癫痫灶术前评估外，还需注意评估患儿的身体状况和对手术的耐受程度，如体重、营养状况、凝血功能、预计手术失血量及所需红细胞、血浆和输液量。

（2）术后：计算出入量，监测生命体征尤其观察心率变化，及时补充液体和血液成分。注意术后引流量，术后所用药物，尤其是甘露醇、抗生素要按千克体重计算其用量。

（九）老年痴呆疾病知识问答

1. 何谓痴呆？

答：痴呆是一种获得性认知功能障碍综合征，影响意识内容而非意识水平。

2. 老年性痴呆常见哪些类型？

答：按照病因分为老年性痴呆（阿尔茨海默病）、血管性痴呆、混合性痴呆。

3. 痴呆有哪些特征性表现？

答：三大临床特征：

（1）认知功能降低；

（2）行为异常；

（3）日常生活能力下降而需要照顾。

以上特征随痴呆的进展而逐渐体现出来。

4. 老年性痴呆主要有哪些异常表现?

答：老年性痴呆起病较隐匿，主要表现持续进行性的智能衰退而无缓解。首发征象是记忆障碍，以近期记忆力受损为主。特征性认知障碍随着病情进展逐渐出现，表现为掌握新知识、熟练运用及社交能力下降，并随着时间的推移而加重，严重时出现定向力障碍。处于疾病早期的患者有较严重抑郁倾向，随后开始出现人格障碍和精神症状。患者还会出现失语、失认、计算不能。

5. 什么是艾滋病痴呆综合征?

答：别名亚急性或慢性艾滋病脑病和/或脑炎，为进行性痴呆：初期乏力、退缩、意识模糊，少数可有神经系统局灶体征，后期可发展为严重痴呆，大小便失禁。

6. 护理者应怎样安排痴呆患者的日常生活?

答：(1) 穿衣：①穿着的衣服件数不要多，按内外、上下顺序排列。②衣服简单、宽松、合适，颜色统一，质地不需熨烫；外衣最好选用双面能穿的；纽扣最好以拉链代替；皮带用弹性松紧带裤腰取代；袜子成双放在一起；鞋子大小合适。③在选择式样时千万不要与患者争执，出现错误不要责备，例如告诉患者这件上衣很适合她，然后再告知穿衣的步骤。

(2) 如厕：①如厕途中及门上有明显标记，经常强化患者的记忆，认识标记。②固定时间引导患者按时去厕所。留意观察患者上洗手间前的种种迹象，如局促不安、拽衣服等。③当患者发生失禁时不要责备，记录发生的时间，避免再次发生。④晚上限制饮用带有咖啡因的饮品。⑤患者外出前提前做准备，穿衣要简便，容易脱，并随身携带备用衣物以便换用。

(3) 卫生：①在照顾患者洗脸时，应从后面或旁边进行帮助，因面对面为患者洗脸常使患者感到强迫而拒绝或不合作。②患者不肯刷牙或不会刷牙，可用棉棒沾盐水擦洗，达到清洁的效果。每日要检查义齿和牙槽是否吻合，每天三餐后要摘下清洗干净。③头发要剪短，更易护理及清洁。④指甲应剪短，以免伤人伤己。⑤洗澡时要有人陪伴，不能独自一人。保持固定时间洗澡的习惯。为患者准备好水和洗浴用具。不用泡沫多的洗浴用品，以免滑倒。患者拒绝洗澡或不能洗澡时，可化整为零分部位进行或床上擦浴。

（4）服药：①患者服药时必须有人在旁陪伴，帮助患者将药全部服下，以免遗忘或错服。②对伴有抑郁症、幻觉和自杀倾向的病患者，一定要把药品管理好，放到患者拿不到或找不到的地方。③遇到患者拒绝服药时，护理者转移其注意力，和甜食混合食入，将药研碎拌在饭中吃下等，药吃下后让患者张开嘴，看看是否咽下，防止患者在无人时将药吐掉。④患者服药后常不能诉说其不适，要细心观察有何不良反应，及时调整给药方案。卧床患者、吞咽困难患者不宜吞服药片，应研碎后溶于水中服用。昏迷患者由胃管注入药物。

7. 痴呆患者出现精神行为异常怎么办？

答：患者的攻击行为对患者自己、家庭、其他患者或医护人员来说是危险的，应尽量避免一切应激源。通过护理临床资料收集，了解患者过去的生活习惯和喜好，尽量满足患者的需要。有学者认为，当患者出现一些特殊异常行为时，应试图为其提供一个所谓安全的地方，对其适当“放纵”的效果往往比主观限制为好。音乐疗法对减少患者的激惹行为有效。

8. 护理者怎样与痴呆患者交流？

答：采取正确有效的交流方式，正面与患者接触，眼神交流，开始说话前注意保持合适的距离；开始交谈前要叫对方的名字，并介绍自己；要清楚而直接，避免俚语、成语和不明确的表达；不仅要用语言，还要借助摸、指、面部表情或动作将意思表达出来；用简单的词和语句，但是不要指示；用积极的词“这样做”，不要说“不要那样做”；如果患者由于“糊涂”而说了不真实的话，不要指责他/她在撒谎，要一步一步进行指导。

当患者感到“糊涂”时，一定要给予确定的信息，用温和的言语和方式纠正他/她，要有耐心；允许患者有时间形成自己的思维和语句；用猜的方式帮助他/她找词，然后问他/她是否是其想说的。

9. 晚期痴呆患者应如何护理？

答：随着认知功能不断衰退，痴呆患者的日常生活能力越来越差，要严密监护，以防发生意外或走失，外出需要有人陪伴，以防走失或受伤，衣袋中最好放一张写有患者姓名、地址、联系电话的卡片，便于走失后寻找。对晚期痴呆患者引导其勤用脑，多动手，保持神经系统的兴奋性，增强语言和记忆能力，减缓失用、失认的发展。瘫痪患者要加强肢体功能的训练。在护理上尤其要注意帮助、提醒、监护患者服药入口，并注意观察药物的不良反应，以便及时发现和处理。

10. 痴呆患者常有哪些特征性表现？

答：先有记忆力、注意力、定向力障碍，进而出现认知功能障碍，如计算力、判断力、抽象思维及综合能力的障碍，从而发生工作能力、生活能力及社交能力下降，随着病程进展，智能进行性衰退，最后达到显著的痴呆。

11. 痴呆伴明显记忆障碍患者如何预防走失？

答：(1) 在患者上衣口袋中放入识别卡或带手袋，在其上面标注患者姓名、所患疾病、所在医院及科室，并向患者反复强调此物的用处。

(2) 患者应 24 小时有人陪伴，陪同其外出检查、散步。

(3) 夜班加强巡视，做好家属管理。

12. 如何预防老年性痴呆？

答：(1) 生活有规律，保证足够的睡眠。

（2）饮食清淡，品种多样化，保证蛋白质的供应，控制铝的摄入。

（3）积极用脑，劳逸结合。

（4）做适当的体育锻炼，循序渐进。

（5）保持乐观的情绪，多参加集体活动，多接受外来的有益刺激，以延缓脑功能减退。

（6）保持良好的人际关系。

（7）创造和睦的家庭环境，尽量避免不良的情志刺激。

（十）脑瘫和孤独症疾病知识问答

1. 什么是脑瘫？

答：脑瘫是指出生前到出生后1个月内脑发育时期的非进行性脑损伤所致的综合征，主要表现为中枢性运动障碍和姿势异常。

2. 脑瘫的分类有哪些？

答：（1）按临床特点分：痉挛型、手足徐动型、强直型、共济失调型、震颤型、肌张力低下型、混合型、无法分类型。

（2）按瘫痪部位分：单瘫、截瘫、偏瘫、双瘫、三肢瘫、四肢瘫、双重性偏瘫。

（3）以受损程度分：轻度、中度、重度。

3. 脑瘫康复训练的要点有哪些？

答：（1）按正常运动发育规律进行训练。

（2）强调家长参与治疗。

（3）将患儿心理、康复训练融于娱乐、游戏之中。

（4）根据每个患儿实际情况制订个人训练计划。

4. 临床常用治疗脑瘫的方法有哪些？

答：（1）Bobath法；

（2）Vojta法；

（3）Poto法（引导式教育）。

5. 何谓感觉统合治疗?

答：利用滑板、吊缆等设施进行运动训练，以促进前庭感觉、本体感觉、触觉等感觉信息的输入，从而促进大脑对感觉信息的整合能力，可促进运动、语言、注意力等方面的功能。

6. 何谓孤独症?

答：孤独症又称自闭症，它是一种脑功能障碍引起的严重的长期发展障碍的综合征。通常在 3 岁前可以察觉。

7. 孤独症的临床表现有哪些?

答：(1) 人际交往障碍：不愿与人交往，缺乏对视，分不清称谓，不合群，无语言或只有很少语言或只是鹦鹉学舌地仿说，言语发展严重障碍。

(2) 情绪与行为异常：对物品有怪异的兴趣和玩法（如长时间旋转某物，玩水，喜欢待在暗处)，长时间重复一个机械动作，莫名其妙的表情（哭、笑、闹)，对某些声音、画面、广告很敏感，不知道害怕危险。

(3) 言语障碍：儿童自闭症患者多言，但领会能力低，常用词不当，发音不正，发出怪腔怪调。

8. 孤独症的康复训练要点有哪些?

答：(1) 行为矫治；

(2) 特教训练；

(3) 言语训练；

(4) 感觉统合训练；

(5) 引导式教育；

(6) 音乐治疗；

(7) 其他：听觉统合治疗、注意力训练、物理疗法、作业疗法等多项训练。

9. 孤独症患儿的护理要点有哪些?

答：(1) 安全护理：预防各种意外的发生。在康复护理和训练中要注意看护，防止跌伤、烫伤。

（2）一般护理：①与患儿建立正常的沟通交流模式。②日常生活能力（ADL）的评估：认知、语言、运动、自理动作、社会交往五大功能的评估。③健康教育：主要对家长进行教育。

（3）专科护理：①ADL 训练；②言语训练：创造语言环境；③呼吸训练；④人称的训练。

（4）行为矫治：可采用系统脱敏的办法矫正。

（5）认知的训练：①触觉训练：包括分辨各种感觉（冷暖、凉热、粗细、软硬、湿感等）、分类物品的质地两个目标。②颜色识认训练：通过每次的 ADL 的评分结果，采取不同的形式，建立颜色概念、颜色配对、颜色分类三个目标。

（十一）神经精神疾病知识问答

1. 什么是强迫症？

答：强迫症即强迫性神经症，是一种以反复出现强迫观念和强迫动作为基本特征的神经症性障碍。患者自知力完好，知道这样是没有必要的，甚至很痛苦，却无法摆脱。

2. 强迫症手术后的并发症有哪些？

答：认知功能障碍、记忆力减退、人格障碍、语言障碍及大小便失禁等。

3. 什么是焦虑症？

答：焦虑症又称焦虑性神经症，临床以紧张、焦虑、不安为主要表现，同时伴有自主神经系统症状，如头晕、胸闷、心悸、呼吸困难、口干、尿频、尿急、出汗、震颤和运动性不安等，其焦虑并非由实际威胁所引起，或其紧张、惊恐程度与现实情况很不相称。临床分为焦虑的急性发作（惊恐障碍）和慢性焦虑症（广泛性焦虑障碍）。

4. 什么是抑郁症？

答：抑郁症以与处境不相称的、显著而持久的情绪低落为基本临床特征，伴有兴趣和活动性减弱、自我评价降低，严重时可出现消极自杀行为。

5. 哪些精神疾病患者适合外科手术治疗?

答：(1) 病程在2年以上的精神分裂症反复发作者、情感性精神病、分裂情感性精神病，特别是伴有冲动暴力行为或严重自杀企图者。

(2) 症状持续3年以上的强迫症、焦虑症、抑郁症、神经性厌食症及某些人格障碍。

(3) 癫痫合并严重精神障碍、人格障碍、行为障碍且抗癫痫药物与抗精神病药物治疗无效者。

(4) 系统应用抗精神病药物治疗（至少3种以上，其中包括氯氮平治疗）3个月无效者。

6. 什么是抽动秽语综合征?

答：抽动秽语综合征是指以不自主的、突然的多发性抽动以及在抽动的同时伴有暴发性发声和秽语为主要表现的抽动障碍。

(十二) 神经性疼痛疾病知识问答

1. 三叉神经痛中的“扳机点”是什么?

答：在病侧三叉神经分布区某处，如上下唇、鼻翼、口角、齿根、颊、舌等特别敏感，稍加触动即可引起疼痛发作，这些敏感点称为“扳机点”。

2. 面肌痉挛的临床特点是什么?

答：面肌痉挛多为一侧面肌阵发性不自主抽搐，不能自控，常限于一侧面部、口角及眼周肌肉。发作时颜面随意运动受限，精神紧张、疲劳时加重，入睡时消失。

3. 三叉神经痛微血管减压治疗的手术适应证是什么?

答：适于服药效果不好、发作频繁者，药物不良反应对肝损害严重者，疼痛剧烈强烈要求手术者。

4. 微血管减压手术后为什么要去枕平卧 24 小时？

答：微血管减压术中，为了手术暴露的需要，放出多量脑脊液导致术后低颅压。低颅压可引起头痛、头晕、恶心、呕吐，颅内出血的可能性加大。可采用去枕平卧和静脉补液纠正术后低颅压。术后过早地抬高床头和下地活动可加重低颅压症状。

5. 微血管减压手术术中 Teflon 棉片如何处理？

答：Teflon 棉片应撕碎后先浸泡在酒精中，再用灭菌盐水反复冲洗，直至冲净为止。

6. 微血管减压手术术中 Teflon 棉片应用的目的是什么？

答：目的是置于岩静脉和三叉神经之间，缓解岩静脉对三叉神经的压迫以减轻疼痛。

7. 什么是舌咽神经痛？

答：舌咽神经痛是一种发生在口咽和耳部舌咽神经分布区的阵发性锐痛。

8. 什么是幻肢痛？

答：幻肢痛常常发生在肢体截肢手术之后，患者主观感觉已被截除的肢体仍然存在，并且伴有剧烈疼痛，这实际上是一种幻觉现象，故称为幻肢痛。

9. 什么是中枢神经痛？

答：中枢神经痛通常指原发于脊髓、脑干或大脑半球的疾病所引起的疼痛，包括外伤、脑出血和脑梗死等疾病所致的疼痛。

10. 中枢神经痛的临床表现有哪些？

答：中枢神经痛的疼痛为持续性钝痛、针刺样或烧灼样痛；患者常有脊髓外伤、脑外伤、脑出血或脑梗死等病史。疼痛在神经系统损害数月或数年后出现，并常同时存在疼痛区域的感觉减退或消失，可伴有痛觉过敏或感觉异常。

（十三）脑肿瘤疾病知识问答

1. 颅内肿瘤的发病率有何特点？

答：（1）年龄发病率：颅内肿瘤的一个突出特点是某些肿瘤好发于某一年龄组，但大部分肿瘤发病年龄高峰是30～40岁。胶质瘤的综合年龄高峰在30～40岁；髓母细胞瘤、室管膜瘤、颅咽管瘤和畸胎瘤发病年龄高峰在10岁以前；松果体瘤发病年龄高峰在10～20岁；颅内转移瘤发病高峰是40～50岁。

（2）部位发病率：颅内肿瘤的发生部位往往与肿瘤类型有着明显关系，如垂体瘤发生于鞍部，听神经瘤发生于小脑脑桥角，血管网织细胞瘤发生于小脑半球较多，小脑蚓部好发髓母细胞瘤。大脑半球发生的胶质瘤以额叶最多见，颞叶次之，顶叶占第三位；脑膜瘤的发病部位集中在大脑半球凸面、鞍结节、蝶骨嵴、矢状窦旁、大脑镰、小脑脑桥角和颅底。

（3）性别发病率：在多数肿瘤中，男性发病率高于女性。

2. 影响颅内肿瘤患者颅内压增高的因素有哪些？

答：颅内肿瘤患者颅内压增高与肿瘤的部位、性质及患者患病年龄有关。中线或脑室系统肿瘤的颅内压增高症状出现较早，而且程度比较严重；脑实质的恶性肿瘤体积增长速度较快，周围脑组织水肿反应较严重；老年患者颅内压增高症状出现较晚，主要因为老年性脑萎缩，使颅内有较充裕的空间代偿肿瘤体积的增长，以致在较长的时期内没有颅内压增高表现。

3. 大脑半球肿瘤的临床表现具有什么特点？

答：除具备颅内肿瘤常见的全身表现如颅高压及局部神经功能障碍外，位于大脑半球功能区附近的肿瘤在早期（尤其是脑外肿瘤）可出现局部刺激症状，如癫痫发作、幻听、幻视等，晚期或肿瘤位于功能区脑内则出现破坏症状，如感觉减退、肌力减弱、视野缺损等。常见症状主要有精神症状、癫痫发作、锥体束损害症状、感觉障碍、失语、视野改变。

4. 蝶鞍区肿瘤的临床表现具有什么特点？

答：出现内分泌功能紊乱如尿崩症，视力、视野改变，颅内压增高如头痛。

5. 松果体区肿瘤的临床表现具有什么特点？

答：（1）颅内压增高：肿瘤突向第三脑室后部梗阻导水管口上部，或向前下发展使导水管狭窄或闭锁，以致发生梗阻性脑积水或颅内压增高。

（2）邻近脑受压征

①眼征：肿瘤压迫四叠体出现瞳孔散大，两眼球同向上视与下视运动障碍称为四叠体综合征。

②听力障碍：肿瘤体积较大时可压迫四叠体下丘和内侧膝状体而出现双侧耳鸣和听力减退。

③小脑征：肿瘤向后下发展可压迫小脑上脚和上蚓部，出现躯干部共济失调和眼球震颤。

④下丘脑损害：肿瘤直接侵犯下丘脑或播散性种植到下丘脑出现尿崩症、嗜睡和肥胖等。

（3）内分泌症状：表现为性征发育停滞或不发育。

6. 颅后窝肿瘤的临床表现具有什么特点？

答：颅后窝肿瘤的局部症状可分为小脑半球、小脑蚓部、脑干和小脑脑桥角等四组。

（1）小脑半球症状：主要表现为患侧肢体共济失调，如指鼻试验和跟膝胫试验做不准，轮替试验幅度增大、缓慢、笨拙，步行时手足运行不协调，常向患侧倾倒等。此外还可出现患侧肌张力减退或无张力，患侧腱反射迟钝或出现钟摆样的腱反射。小脑性眼球震颤多以水平性震颤为主，有时也可出现垂直或旋转性眼震。

（2）小脑蚓部症状：主要表现为躯干性和下肢远端的共济失调，行走时两足分离过远、步态蹒跚或左右摇晃如醉汉，Romberg 征多为阳性。

（3）脑干症状：特征性的临床表现为出现交叉性瘫痪，即病变节段同侧的核及核下性脑神经损害，病变节段下对侧的锥体束征。脑神经症状因病变节段水平和范围不同而异。如中脑病变多表现为病变侧动眼神经麻痹，脑桥病变可表现为病变侧眼球外展和面肌麻痹、同侧面部感觉障碍以及听觉障碍，延髓病变可出现病变侧舌肌麻痹、咽喉麻痹、舌后 1/3 味觉消失等。

（4）小脑脑桥角症状：概括地说，为病变同侧中、后组脑神经症状及小脑症状。前者常见为耳鸣、听力下降、眩晕、颜面麻木、面肌抽搐、声音嘶哑、饮水呛咳等；后者表现为病变同侧共济失调和水平性眼震。

7. 小脑脑桥角肿瘤的临床表现具有什么特点？

答：病变同侧中、后组脑神经症状及小脑症状。前者常见为耳鸣、听力下降、眩晕、颜面麻木、面肌抽搐、声音嘶哑、饮水呛咳等；后者表现为病变同侧共济失调和水平性眼震。

8. 脑室内肿瘤的临床表现的特点有哪些？

答：因侧脑室内肿瘤是在脑室内生长，早期神经系统损害不明显。就诊时肿瘤多已较大，患者已出现颅内压增高的表现，故临床表现常见头痛、视盘水肿。第三、四脑室内肿瘤早期即可引起脑脊液循环障碍，因此颅内压增高、梗阻性脑积水是这两个部位肿瘤的常见症状。

9. 颈静脉孔区肿瘤的典型症状和体征有哪些？

答：早期患者多有头晕、眩晕等症状，随后可有外耳道反复出血、耳鸣、进行性耳聋，后期有耳部疼痛、面瘫、面部麻木、视物成双等。肿瘤位于颈静脉孔附近，后组脑神经损害症状有：声音嘶哑，饮水呛咳，患侧软腭麻痹，咽反射消失。肿瘤累及颅中窝和颅后窝，部分患者可有颞叶、小脑和脑干症状。

10. 颅内肿瘤的基本治疗原则是什么？

答：颅内压增高是产生临床症状并危及患者生命的直接原因，因此降低颅内压治疗在颅内肿瘤的整个治疗过程中始终是个中心问题。降低颅内压最根本的办法是彻底摘除肿瘤。有的肿瘤无法手术根治而给予化学药物治疗或放射治疗，在治疗过程中乃至手术过程中为了缓解颅内压增高的症状，赢得治疗时机，采取一些临床降低颅内压的措施是十分必要的。

11. 颅内肿瘤的手术指征有哪些？

答：传统观念认为颅内肿瘤手术指征应该具备以下两者之一：①颅内压增高，②局部脑（神经）受压。

12. 神经上皮肿瘤的综合治疗包括哪些方面？

答：主要包括手术治疗、放射治疗、化学治疗，其他还包括免疫治疗、胶质瘤的基因治疗、反义核酸治疗技术、诱导分化治疗胶质瘤、硼中子俘获治疗、微波治疗。

13. 髓母细胞瘤的治疗与预后是怎样的？

答：髓母细胞瘤的治疗主要是手术切除与术后放射治疗和化学治疗。由于肿瘤属高度恶性，加之肿瘤边界不十分清楚，故手术后易复发和种植转移。

14. 位于大脑半球不同部位的肿瘤其癫痫发作有何特点？

答：（1）额叶肿瘤：出现对侧局限性癫痫。

（2）顶叶肿瘤：出现局限性感觉性癫痫发作，即最早由某一手指发麻之后发展至手→前臂→一侧上肢→一侧上下肢。

（3）颞叶肿瘤：位于颞叶前内侧的肿瘤，可出现沟回发作。患者先感到一种奇异的怪味，继而出现神志不清，双目瞪视，常有啜唇舔舌动作及记忆不清。

15. 精神症状与脑肿瘤部位的关系是怎样的?

答：广泛侵犯额叶和颞叶的肿瘤尤其是侵犯胼胝体至对侧半球的患者表现明显的精神障碍，包括反应迟钝、注意力涣散、情感异常、记忆力减退、定向力及计算力下降等。在颞枕叶累及视觉传导通路或视觉中枢时可出现幻视、视野缺损。

16. 肿瘤开颅术后常见并发症有哪些?

答：肿瘤开颅术后常见的并发症有颅内出血、脑水肿、感染（颅内感染、切口感染、肺部感染）、脑脊液漏、癫痫、中枢性高热、应激性溃疡、顽固性呃逆、水和电解质紊乱、压疮、下肢深静脉血栓等。

17. 开颅术后颅内出血与哪些因素有关及防范措施有哪些?

答：术后颅内出血的主要因素是术中止血不彻底或电凝止血痂脱落；其他因素如患者呼吸道不畅、二氧化碳潴留、躁动不安、用力挣扎等引起颅内压骤然增高，也可造成再次出血；还有凝血机制障碍引起大出血等。

18. 开颅术后脑水肿与哪些因素有关?

答：开颅术后脑水肿与手术中时间过长、牵拉脑组织过度、脑血管损伤、静脉回流不畅等有关。脑水肿高峰期发生在术后2～3天，多数持续1周。

19. 肿瘤开颅术后患者出现什么情况提示有颅内压增高?

答：(1) 剧烈头痛。

(2) 频繁呕吐。

(3) 进行性意识障碍加重。

(4) 生命体征的变化：如血压升高，尤其收缩压增高，脉压增大；脉搏缓慢，洪大有力；呼吸深慢等。

20. 肿瘤开颅术后颅内压增高的护理对策有哪些？

答：(1) 患者保持安静，卧床休息，抬高床头15°～30°。

(2) 密切观察患者意识、瞳孔、生命体征变化及肢体活动等。

(3) 静脉快速推注或滴入脱水剂20%甘露醇125～250ml。

(4) 高热者及时给予降温。

(5) 保持呼吸道通畅，吸除气道分泌物，给予氧气吸入。

(6) 保持大小便通畅，禁止大量高压灌肠。

(7) 加强基础护理，做好安全保护，预防护理并发症的出现。

21. 肿瘤开颅术后癫痫的护理对策有哪些？

答：(1) 密切观察抽搐部位和持续时间、间隔时间等，并及时通知医生。

(2) 做好安全防范，避免意外受伤。抽搐发作时应有人守护，加床挡，保护患者免受外伤或坠床，勿用力按压其肢体，以免引起骨折。以缠好纱布的压舌板置于患者一侧上下臼齿间，防止舌唇及颊黏膜被咬伤。

(3) 保持呼吸道通畅，保证氧气供给。头偏向一侧，以免误吸，松开患者衣领、裤带，托起下颌，防舌后坠，有义齿应取出，及时清除呼吸道分泌物。

(4) 遵医嘱给予抗癫痫药物，以静脉用药为主，发作控制后还应维持用药。

(5) 遵医嘱给予降颅压、补液治疗，防止衰竭及水、电解质紊乱，注意营养热能供给。

(6) 并发症的监护：观察意识、瞳孔、体温、血压、脉搏、呼吸、肢体活动、心电图、血气分析的改变，注意有无颅内压增高、高热、水和电解质及酸碱失衡、心力衰竭、肾衰竭的发生。持续剧烈抽搐使骨骼肌产热过多易致患者高热，而高热会加重脑水肿，所以要做好降温工作。

(7) 如有大小便失禁，应及时更换衣裤和床褥，保持干燥清洁。

(8) 间歇期神志不清者按昏迷患者护理常规进行护理，清醒者做好健康教育嘱其按时服药。

22. 肿瘤开颅术后脑脊液漏的护理对策有哪些?

答：(1) 严密观察生命体征、意识、头痛情况，及时发现病情变化。

(2) 有脑脊液漏者要绝对卧床休息，抬高床头15°～30°。

(3) 耳漏者可患侧卧位，垫无菌小巾和无菌棉垫，使液体流出，防止逆行感染。

(4) 记录漏出液的量、颜色、性质。及时用盐水棉球擦洗耳道、鼻腔血迹和污垢。

(5) 禁止手掏、堵塞鼻腔和耳道，避免用力打喷嚏、咳嗽、排便等高压气流冲击，以免加重漏口损伤及发生颅内感染和积气。

(6) 有脑脊液鼻漏者禁止鼻饲、鼻内滴药和鼻腔吸痰等操作，以免引起颅内感染。

(7) 遵医嘱按时给予抗生素。

23. 肿瘤开颅术后合并凝血功能障碍的护理对策有哪些?

答：密切观察患者意识、瞳孔、生命体征变化，观察伤口敷料渗血及引流液的量、颜色、性质，注意皮肤、黏膜有无出血及大小便颜色变化，遵医嘱及时准确地输入凝血因子、血小板并使用止血药物。

24. 脑膜瘤的好发部位有哪些?

答：一般地讲，脑膜瘤的好发部位是与蛛网膜纤毛分布情况相平行的，多分布于颅盖（大脑凸面、矢状窦旁、大脑镰旁）、颅底（嗅沟、鞍结节、蝶骨嵴、小脑脑桥角）、脑室内等。

25. 脑膜瘤复发的相关因素有哪些?

答：和任何肿瘤一样，脑膜瘤首次手术如在原发部位残存一些肿瘤的话，可能发生肿瘤复发。肿瘤残存原因有两个：一是肿瘤局部浸润至周围组织，医生术中遗漏；二是靠近原发灶或多或少残存一些瘤细胞。

26. 脑血管造影对脑膜瘤手术的帮助有哪些?

答：脑血管造影为证实肿瘤的血管结构、肿瘤富于血管的程度、主要脑血管的移位，以及肿瘤与大的硬膜窦的关系、窦的开放程度（决定术中是否可以结扎）都提供了必不可少的详细资料。同时造影技术也为术前栓塞供应动脉，减少术中出血提供了帮助。

27. 脑膜肉瘤与恶性脑膜瘤的生长和临床表现有哪些特点?

答：脑膜肉瘤多从硬脑膜或软脑膜长出。如发生于脑内的血管周围的软脑膜组织，与硬脑膜无粘连而位于脑白质内。脑膜肉瘤的临床表现与良性脑膜瘤基本相同，只是病程相对短。良性脑膜瘤以头痛和癫痫为首发症状，颅内压增高不明显。约一半以上的恶性脑膜瘤位于大脑凸面或矢状窦，因此临床以偏瘫为主要表现者常见。

恶性脑膜瘤生长快，肿瘤多向四周脑内浸润，使周围脑组织胶质增生。随着反复手术切除，肿瘤逐渐呈恶变，最后可转变为脑膜肉瘤。其中良性脑膜瘤中的血管母细胞瘤最常发生恶变。恶性脑膜瘤较良性肿瘤更易造成患者偏瘫等神经系统损害症状。脑膜瘤的常见症状如癫痫、头痛等在恶性脑膜瘤中常见，病程较短。

28. 大脑半球肿瘤开颅术后的护理重点有哪些?

答：（1）大脑半球额叶肿瘤术后注意观察有无精神症状，如人格改变和记忆力下降。

（2）大脑半球额、颞、顶、枕肿瘤术后注意观察有无癫痫发作。

（3）主侧半球肿瘤术后可出现失语，额下回出现运动性失语，颞上回出现感觉性失语。

（4）颞叶深部和枕叶肿瘤因影响视放射纤维而出现视野缺损。

（5）大脑半球肿瘤术后观察对侧的肢体活动情况。

29. 蝶鞍区肿瘤开颅术后的护理重点有哪些？

答：注意观察有无鞍内血肿、鼻出血（假性动脉瘤破裂出血）、脑脊液鼻漏、颅内感染、垂体功能低下、尿崩症、水和电解质紊乱。

30. 松果体区肿瘤开颅术后的护理重点有哪些？

答：注意观察有无尿崩症、颅内压增高。

31. 颅后窝肿瘤开颅术后护理重点有哪些？

答：（1）术后早期采取去枕侧卧或侧俯卧位，体积较大的肿瘤切除后，因颅腔留有较大空隙，24 小时内手术区应保持高位，以免翻动时发生脑和脑干移位，引起大脑上静脉撕裂、硬脑膜下出血或脑干功能衰竭。

（2）搬动患者或为患者翻身时应有人扶头部使头颈部保持一条直线，防止头颈部过度扭曲或震动。

（3）颅后窝或听神经瘤术后，因舌咽、迷走神经功能障碍易发生吞咽困难、饮水呛咳，应避免误吸窒息。

（4）注意观察有无声音嘶哑、患侧共济失调、面部麻木及感觉减退。

（5）观察有无呼吸抑制及枕骨大孔疝的表现。

32. 小脑脑桥角肿瘤开颅术后的护理重点有哪些？

答：（1）小脑脑桥角肿瘤开颅术后因舌咽、迷走神经功能障碍而发生吞咽困难、饮水呛咳者，应禁食、禁水，给予鼻饲供给营养，加强口腔护理，防止下呼吸道感染。咳嗽反射减弱者应给予吸痰，必要时行气管插管。

（2）面神经和三叉神经损伤出现眼睑闭合不全、角膜反射减弱或消失，易导致角膜溃疡。护理时应给予眼药膏涂眼并用油纱覆盖。

33. 脑室内肿瘤开颅术后的护理重点有哪些？

答：降低颅内压，防止高热，控制癫痫。

34. 颈静脉孔区肿瘤的术后护理观察重点是什么？

答：脑脊液漏、脑膜炎、吞咽困难、面瘫。

35. 垂体腺瘤的临床分型及典型表现有哪些？

答：(1) 催乳素腺瘤：主要以催乳素增高、雌激素减少所致闭经、溢乳、不育为临床特征。

(2) 生长激素腺瘤：由于生长激素持续分泌过多，早期数毫米微腺瘤可致代谢紊乱，引起骨骼、软组织和内脏过度生长等一系列变化，病程缓慢，进行性发展。在青春期前，骨骺尚未融合起病者，表现为巨人症；成年人骨骺融合者，则表现为肢端肥大症。

(3) 促肾上腺皮质激素腺瘤：由于垂体腺瘤持续分泌过多促肾上腺皮质激素，引起肾上腺皮质增生，促使皮质醇分泌过多，即皮质醇增多症，导致一系列物质代谢紊乱和病理变化，并出现许多临床症状和体征。

(4) 促甲状腺素腺瘤：罕见。由于促甲状腺素分泌过多，三碘甲腺原氨酸（T_3）、甲状腺素（T_4）增高，临床表现为甲状腺功能亢进（甲亢）症状。另有继发于甲状腺功能低下（甲低）负反馈引起促甲状腺素腺瘤。腺瘤使蝶鞍扩大，鞍上发展，出现视功能障碍。

(5) 促性腺激素腺瘤：罕见。由于 FSH、LH 分泌过多，早期可无症状，晚期有性功能降低、闭经、不育、阳痿、睾丸萎缩、精子数目减少。肿瘤长大可出现视功能障碍。有人将其分为 FSH 细胞腺瘤和 LH 细胞腺瘤。

(6) 无分泌功能腺瘤：多见于中年男性和绝经后女性。当腺瘤长大，压迫视交叉和垂体组织则出现头痛、视功能障碍和垂体功能低下（一般依次导致性腺、甲状腺和肾上腺功能降低或混合性的症状和体征），大腺瘤伴血浆催乳素轻度升高（<100ng/L），多系垂体柄受压，而不是催乳素腺瘤。

36. 垂体腺瘤患者如何进行内分泌功能测定？

答：垂体激素的分泌呈脉冲性释放，有昼夜节律变化，受机体内外环境的影响，因此单次基础值不可靠，应多次、多时间点测定，并做有关垂体功能试验才比较可靠。

37. 不同类型垂体腺瘤的治疗方式有哪些？

答：(1) 催乳素腺瘤的治疗方法有手术、药物和放射治疗，其中最常见的是经蝶显微外科切除肿瘤。

(2) 生长激素腺瘤的治疗有外科（经蝶或经颅）、放射和药物治疗。

(3) 促肾上腺皮质激素腺瘤首选治疗方法是经蝶显微外科切除，放射治疗还不够理想，一般多用做辅助治疗。

(4) 无分泌功能腺瘤视肿瘤生长特点选择入路，手术适应证以出现视交叉、视神经压迫为主要指标。

38. 垂体腺瘤卒中的表现有哪些？

答：垂体腺瘤卒中主要表现为严重的出血块合并有脑膜刺激症状，以及对周围组织的压迫症状。突然头痛，常常合并呕吐和脑膜刺激症状；鞍内肿瘤占位的症状，伴有或不伴有向鞍上伸展的症状；突然视力恶化；眼肌麻痹。

39. 经蝶入路治疗垂体瘤手术术前准备包括哪些？

答：(1) 明确诊断，进行有关的内分泌检查，视力、视野和眼底检查；常规摄蝶鞍正侧位多轨迹断层像，以了解蝶鞍形态、蝶窦气化情况；常规增强 CT 或 MRI，了解肿瘤大小、密度或信号、形态、伸展方向。

(2) 检查鼻腔，术前 3 天应用抗生素液滴鼻，清洁口腔，术前 1 天剪鼻毛。

(3) 术前 3 天应用抗生素，应用皮质醇和/或甲状腺素。

40. 经蝶入路治疗垂体瘤手术后的护理观察有哪些？

答：(1) 术毕鼻咽部尚渗血，仍需保留气管插管 1～2 小时，以免过早拔管后使咽部的渗血误吸入气管。

(2) 密切观察意识、瞳孔、血压、脉搏、呼吸等生命体征及神经系统变化，及时发现和处理可能的并发症。

（3）注意垂体功能低下，适当补充激素。

（4）切实记录好出入量，特别是每小时尿量，密切观察尿崩症及水和电解质紊乱，及时纠正。

（5）防止颅内及伤口感染，使用大剂量抗生素。

（6）术后3天拔鼻腔填塞纱条。

（7）注意脑脊液鼻漏，如果出现需严格卧床，使用抗生素。必要时可以腰椎穿刺蛛网膜下隙引流，或行脑脊液漏修补术。

41. 垂体瘤术后并发垂体功能低下的护理措施有哪些?

答：垂体瘤术后如患者出现嗜睡、意识不清、体温不升、血压下降应及时通知医生。注意保暖，防止受凉。遵医嘱给予激素替代疗法，观察用药反应。指导患者应严格遵医嘱用药，不得自行停药、减药，定期复查激素水平以调整用药。

42. 颅咽管瘤的临床表现具有什么特点?

答：（1）颅咽管瘤早期无颅内压增高，当肿瘤向鞍上发展累及第三脑室前半部时，堵塞室间孔可导致脑积水而引起颅内压增高。

（2）肿瘤位于鞍上常因直接压迫视神经、视交叉及视束，有70%～80%的患者出现视力、视野障碍，如双颞侧偏盲、部分偏盲或左右不对称的视野缩小。

（3）垂体功能低下主要因肿瘤压迫，特别是鞍内型肿瘤，垂体前叶受压导致生长激素和促性腺激素分泌不足，而出现生长发育障碍，骨骼生长迟缓甚至停止，表现为身材矮小，称之为垂体性侏儒。

（4）下丘脑损害的表现：由于肿瘤向鞍上发展增大至第三脑室底部，下丘脑受压后可出现体温偏低、嗜睡、尿崩症以及肥胖性生殖无能综合征。

43. 颅咽管瘤患者为什么会发生尿崩症?

答：尿崩症表现为多饮、多尿，每 24 小时出入量可达数十升，这是由于视上核、室旁核、下丘脑、垂体后叶受累，导致抗利尿激素产生减少所致。

44. 颅咽管瘤术后护理观察的重点是什么?

答：(1) 观察有无下丘脑的损害，如尿崩症（低钠血症、高钠血症)、体温失调（中枢性高热)。

(2) 观察意识、瞳孔状态、生命体征的变化。

(3) 观察视力、视野的变化及有无改善。

(4) 观察有无垂体功能低下的表现。

45. 颅内肿瘤手术后水、电解质紊乱的护理重点有哪些?

答：(1) 观察患者神志、精神状态、生命体征、尿钠、血与尿渗透压、中心静脉压、尿量等电解质与生化指标的变化。

(2) 记录出入量，限制入液量，每日入液量 800～1000ml。

(3) 补钠：应用 3%～5%高渗氯化钠。补钠速度不宜过快，应该小于 0.7mmol/ (L·h)。

(4) 如果低血钠严重（血钠<120mmol/L)，有严重精神神经症状时，应使用高渗含钠溶液（常用 3%高渗钠溶液）静脉滴注，以提高血钠水平。若患者稳定后酌情调整补钠措施，避免对血钠的过快纠正，否则会影响至中枢脑桥髓鞘质。

(5) 适当应用盐皮质激素：在钠盐补足的情况下有助于肾小管对钠的重吸收。

46. 听神经瘤的诊断性检查有哪些?

答：听力和前庭功能检查，脑干诱发电位，普通放射线检查，颅脑 CT 和 MRI 检查。

47. 听神经瘤术后护理观察的重点是什么?

答：(1) 密切观察病情变化：术后应密切观察意识、瞳孔、生命体征，及有无剧烈头痛、频繁呕吐等颅内压增高症状，保持呼吸道通畅，按全身麻醉术后护理常规进行，给予低流量持续吸氧。麻醉未醒时，取侧卧位，患侧向上，防止脑干移位，待患者麻醉清醒、血压平稳后，床头抬高 30°，促进颅内静脉回流，减轻脑水肿，降低颅内压。

（2）体位护理：听神经鞘瘤切除术后，改变了正常颅腔对脑的悬浮固定保护作用。因此，患者术后均应保持去枕平卧或健侧卧位，头与躯干保持水平位置，翻身时需有人扶托头部使头颈成直线，避免扭转。动作要轻稳，避免头部过屈和用力过猛，造成脑干移位而发生呼吸骤停危象。同时观察伤口渗血情况，保持敷料清洁干燥，防止伤口感染。

（3）饮食护理：如吞咽困难，不能进食者，3 天内可行鼻饲，加强营养，给予高热量、高蛋白、高维生素流食及新鲜蔬菜汁或果汁，防止发生便秘导致颅内压升高。

（4）保持呼吸通畅：少数听神经鞘瘤患者术后可有脑干损伤，当延髓呼吸及心血管中枢受损时，可影响循环和呼吸功能，尤其是呼吸功能，表现为呼吸变慢、暂停甚至停止，患者出现发绀、缺氧，进而发展成为呼吸、循环衰竭，导致患者死亡，故应加强呼吸功能观察。术后应鼓励患者咳嗽、咳痰，对排痰不畅者，要定时彻底吸痰。如有延髓功能障碍、呼吸困难者，术后应尽早行气管切开，以保持呼吸道通畅，此措施也便于在必要时用人工呼吸机辅助呼吸。

（5）预防并发症发生：①预防肺部并发症。②预防眼部并发症。手术后伴有面神经、三叉神经损害时，患者常表现患侧或双侧眼睑闭合不全，易发生角膜溃疡，严重者有造成失明的危险。每天必须清除眼部分泌物，白天用抗生素眼药水滴眼，晚上临睡前涂金霉素眼膏；并用凡士林纱布覆盖保护双眼或用蝶形胶布牵拉上下眼睑使之闭合，必要时缝合上下眼睑。

48. 生殖细胞瘤的临床表现有哪些?

答：生殖细胞瘤多见于松果体区和鞍区，表现为：

（1）颅内压增高：表现为头痛、呕吐、视盘水肿，也可出现视力减退等。

（2）邻近结构受压症状：①Parinaud 综合征即肿瘤压迫四叠体上丘可致眼球上下运动障碍，瞳孔散大或不等大；②听力障碍；③共济障碍；④下丘脑损害导致尿崩症、嗜睡。

（3）内分泌紊乱症状：松果体区生殖细胞瘤的内分泌表现是性征发育紊乱，主要为性早熟。

（4）锥体束征和意识障碍。

49. 生殖细胞瘤的治疗原则以及预后是怎样的？

答：对生殖细胞瘤的主要治疗手段为放射治疗、化学治疗，手术多为解除压迫，打通脑脊液通路，明确性质。其他有立体定向放射治疗和化学治疗。

50. 生长在脑干不同部位的肿瘤临床典型症状有哪些？

答：脑干肿瘤位于背侧或主要向背侧生长，容易造成导水管或第四脑室梗阻而出现颅内压增高症状和体征，如头痛、呕吐、眼底视盘水肿、颈强直等症状及体征。

脑桥肿瘤表现为单侧面瘫、面部感觉减退、一侧听力减退或单纯动眼神经麻痹。中脑肿瘤表现为上视不能。延髓肿瘤表现为食欲减退、反复上呼吸道感染、吞咽困难、呕吐、声音嘶哑、偏瘫或四肢瘫、反射亢进、共济失调等。

51. 脑干肿瘤手术后常见的并发症有哪些？

答：颅内出血、脑水肿、胃肠道出血、顽固性呃逆、呼吸障碍、呼吸道梗阻、高热、面神经麻痹。

52. 脑干肿瘤术后患者的护理重点有哪些？

答：（1）手术当日严格禁食、禁水，因手术创伤造成后组脑神经麻痹或损伤，患者出现吞咽困难和咳嗽反射降低，易出现误吸甚至窒息。

（2）观察呼吸频率、幅度及血氧饱和度，保持呼吸道通畅。

（3）高热时及时给予降温处理。

（4）有面神经麻痹者（口角歪斜、眼睑闭合不全）应加强口腔护理及角膜的保护。

53. 中枢神经系统淋巴瘤的治疗方式有哪些？

答：（1）一般治疗；

（2）手术治疗；

（3）放射治疗；

（4）化学治疗。

54. 血管网状细胞瘤的红细胞计数有何特点？

答：约10%～50%的血管网状细胞瘤患者有红细胞增多，肿瘤切除后红细胞随之下降。肿瘤复发时红细胞也随之升高。

55. 什么是Lindau病？

答：当脑或脊髓的血管网状细胞瘤伴有胰、肾囊肿或肾的良性肿瘤时，被称为Lindau病。

56. 有哪些途径造成肿瘤转移至颅内？

答：肿瘤细胞可经几个途径转移到颅内：经血流、直接侵入、经蛛网膜下隙、经淋巴系统。

57. 转移瘤的治疗方式怎样选择？

答：根据病情可选择药物治疗、手术治疗、放射治疗和化学治疗。

58. 颅内黑色素瘤的临床表现有哪些？

答：由于肿瘤生长迅速，累及范围广，一般病程较短。由于原发性黑色素瘤多位于颅底，常出现脑神经受累症状，肿瘤也可侵入脑干或脑叶而出现相应的临床表现，如偏瘫、失语或精神症状等。也可因肿瘤转移至蛛网膜下隙造成脑脊液循环通路受阻而产生颅内压增高的症状，如头痛、呕吐和视盘水肿。

59. 颅内肿瘤化学治疗的不同给药方式有哪些？

答：化学治疗药物的给药途径大体上有全身给药和局部

给药。全身给药包括口服、肌内注射和静脉注射等几种不同途径。其优点是方法简单、便于掌握和使用，其缺点是药力作用分散，在肿瘤局部不能形成较高的药物浓度，且全身毒性反应较重。局部给药途径有鞘内给药、瘤腔内给药和动脉内给药。

60. 如何提高血-脑屏障通透性进行化学治疗?

答：对于不能通过血-脑屏障的药物，应选择适用于瘤腔内放置或鞘内给药。此外，还可以经动脉用高渗性药物或罂粟碱开放血-脑屏障，随后动脉内注射化学治疗药物。

61. 化学治疗不良反应的护理观察与处理有哪些?

答：(1) 密切注意药物毒性和不良反应，如恶心、呕吐等胃肠道反应，可应用镇静剂。

(2) 化学治疗可引起脑水肿、出血及颅内压增高，应及时应用脱水剂和大剂量激素。

(3) 抗肿瘤药物大多产生骨髓抑制，每周做白细胞和血小板计数，如白细胞下降到 (3～4) $\times 10^9$/L 或出现出血倾向后应当停药。

(4) 定期检查肝功能、肾功能，防止肝肾功能受损。

(5) 化学治疗同时应当配伍使用提升白细胞的药物，也应维持好患者的营养状态。

62. 颅内肿瘤的放射治疗有哪些?

答：颅内肿瘤的放射治疗大体上有体内照射法和体外照射法。体内照射法即将放射性同位素植入肿瘤组织内进行照射，又称间质内放疗。这种方法可以减少对正常脑组织的放射性损伤。目前，体外放射治疗主要有普通放射治疗、等中心直线加速器治疗和伽马刀治疗三种方法。

63. 颅内肿瘤内放射治疗的护理要点有哪些?

答：(1) 放射治疗后患者多出现食欲减退、恶心、呕吐、血象改变、失眠、多梦、脱发、头皮损伤、颅内压增高等。

（2）放射治疗后嘱患者休息，给予高蛋白质、高维生素、高热量食物。

（3）放射治疗后白细胞和红细胞降低，患者机体抵抗力下降，应预防感染。

（4）出现食欲减退、恶心、呕吐时应注意观察有无水、电解质失衡。

64. 护士应如何防范神经系统感染?

答：（1）严格遵守无菌操作；

（2）做好伤口及各种引流管的护理；

（3）正确规范使用抗生素；

（4）做好病情观察，有异常及时通知医生处理。

65. 手术导航系统在手术中的应用有哪些?

答：原则上适用传统手术的各种神经系统病变均可借助于导航系统更有效地实施手术。但考虑到本系统操作较为复杂及费用昂贵，目前主要适用以下病变的治疗：

（1）神经系统活检。

（2）颅内异物取出术。

（3）颅内深部病变：脑干、丘脑及其他中线附近病变。

（4）皮层下体积较小的病变，特别是一些良性血管病变。

（5）病变的准确定位和小切口设计。

（6）功能神经外科手术。

（7）脊髓外科手术。

（8）恶性胶质瘤的手术治疗：借助于导航系统，一方面可以确定胶质瘤的大致边界，提示切除范围；另一方面还能指示避免损伤周围正常神经、血管结构，从而实现深部胶质瘤的显微镜下全切。

66. 颅内肿瘤的手术方法有哪些?

答：肿瘤切除术、内减压术、外减压术和捷径手术。肿瘤切除术按切除范围可分为肿瘤全切除或根治术和肿瘤部分切除术或姑息手术；按切除程度分为近全切除（90％以上）、大部切除（60％以上）、部分切除和活检。内减压术为当肿瘤不能全切除时可将肿瘤周围的脑组织大块切除从而降低颅内压或为暴露深部肿瘤而切除大块脑组织。外减压术为切除颅骨、剪开硬脑膜从而扩大颅腔容积达到降低颅内压的作用，包括颞肌下减压、枕肌下减压及大骨片减压。捷径手术及脑脊液分流术包括侧脑室-枕大池分流术、终板造瘘或第三脑室底部造瘘术、侧脑室-心耳或腹腔分流术。

67. 良、恶性颅内肿瘤临床表现的差异有哪些？

答：恶性肿瘤生长速度较快，病程较短，周围脑组织水肿反应较重，临床上颅内压增高症状出现较早，眼底检查常出现明显视盘水肿并伴有眼底出血；良性肿瘤生长速度较慢，病程较长，周围脑组织水肿反应较轻，临床上颅内压增高症状出现较晚，眼底检查常无明显视盘水肿。

68. 何谓肿瘤的 TNM 分期？

答：T 指原发肿瘤，N 指淋巴结，M 为远处转移。再在字母后标以 0 至 4 的数字，表示肿瘤发展程度。1 代表小，4 代表大，0 为无。

69. 何谓癌症的三级预防？

答：一级预防是消除或减少可能致癌的因素，防止癌症的发生，其目的是减少癌症的发病率；二级预防是指癌症一旦发生，如何在其早期阶段发现它，予以及时治疗，其目的是降低癌症的死亡率；三级预防指诊断与治疗后的康复，目的是提高生存质量及减轻痛苦，延长生命。

70. 癌症三级止痛的基本原则是什么？

答：(1) 最初用非吗啡类药，效果不明显时追用吗啡类药，仍不明显时换为强吗啡类药，如仍不明显，考虑药物以外的治疗；

(2) 从小剂量开始，视止痛效果渐增量；

(3) 口服为主，无效时直肠给药，最后注射给药；

（4）定期给药。

71. 恶性肿瘤的综合治疗方法有哪些?

答：（1）手术治疗；

（2）化学治疗；

（3）放射治疗；

（4）生物治疗；

（5）中医中药治疗。

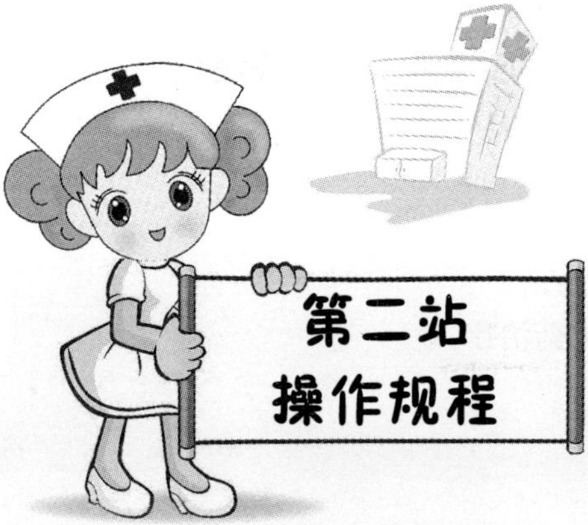

一、基础技术操作

（一）瞳孔观察技术

【操作目的】

瞳孔改变对判断病情和及时发现颅内压增高危象——小脑幕切迹疝非常重要。因此要观察两侧瞳孔的对光反射和瞳孔的大小，两侧是否对称、等圆，并应连续观察其动态改变。检查瞳孔应分别检查左、右侧，并注意直接对光反射与间接对光反射。

【适用对象】

颅脑损伤、颅内占位、脑血管病患者等。

【用物准备】

手电筒、手部消毒液、护理车，必要时准备清洁眼睛的无菌棉签和生理盐水。

【操作步骤】

操作前
- ◆ 护士修剪指甲，洗手，戴口罩。
- ◆ 用前检查手电筒电量及聚光情况。
- ◆ 评估患者意识情况、病情及是否为舒适体位，并讲解操作目的和方法。
- ◆ 核对患者房间号、床号、姓名、患者腕带，观察患者是否为舒适卧位。
- ◆ 查看患者眼睛是否清洁，病室光线是否适宜。

操作中
- ◆ 自然光线下：嘱神志清楚的患者目视前方（不能配合者，应用正确手法扒开眼皮），观察瞳孔大小，是否等大，形状是否等圆。
- ◆ 直接对光反射：神志清楚者嘱患者目视前方；不能配合者，操作者用左手扒开患者左侧眼皮，右手拿手电筒从外向内移动照射瞳孔，观察瞳孔受到光线刺激后的反应（灵敏、迟钝、消失），移开手电筒后观察瞳孔是否迅速复原，判断此侧瞳孔大小（为照射后回缩的大小）。同样方法测量右侧。
- ◆ 间接对光反射：双眼睁开，两眼之间用手遮挡，用手电筒从外向内照射一侧瞳孔，此时观察另外一侧瞳孔的对光反射。同种方法检测另外一侧瞳孔。
- ◆ 正确判断瞳孔大小及对光反射是否灵敏。

操作后
- ◆ 再次核对患者身份，协助患者舒适卧位，整理床单位。
- ◆ 整理用物，洗手，准确记录观察结果。

【注意事项】

1. 扒开眼睑手法正确，照射瞳孔方法正确。
2. 房间光线适宜。
3. 手电筒电量充足、聚光。

（二）格拉斯哥评分技术

【操作目的】

判断颅脑损伤的程度，决定处理原则，判断预后和疗效评价。

【适用对象】

颅脑损伤患者。

【用物准备】

叩诊锤、曲别针、手部消毒液。

【操作步骤】

操作前：
- ◆ 衣帽整洁，修剪指甲，洗手，戴口罩。
- ◆ 评估患者意识状况；了解患者有无特殊情况：插管、气管切开、失语；评估了解患者肌力情况。

操作中：
- ◆ 核对房间号、床号、患者腕带，观察患者卧位是否舒适。
- ◆ 对患者提出问题，正确判断患者的语言反应。
- ◆ 判断患者能否按指令动作；给予疼痛刺激，判断患者动作反应（如患者可按指令动作，此项可不做）。
- ◆ 判断患者能否自动睁眼，给予声音和疼痛刺激患者是否能自动睁眼（如患者自动睁眼，此项可不做；如声音刺激可睁眼，则不给予疼痛刺激）。
- ◆ 给予分数评定。

操作后：
- ◆ 协助患者舒适体位，整理床单位。
- ◆ 整理用物，洗手，记录格拉斯哥评分结果。

【注意事项】

1. 如患者有失语、插管、气管切开、言语反应给 1 分；如患者有四肢瘫、运动反应给 1 分。

2. 如患者可自行睁眼，则不做后面的言语和疼痛刺激，分数照给；如患者可按指令动作，则不做后面的疼痛刺激，分数照给。

附：格拉斯哥昏迷评分（GCS）标准

评分标准：15 分：正常，低于 15 分：昏迷，低于 3 分：脑死亡；13～14 分：轻度昏迷，9～12 分：中度昏迷，<8 分：重度昏迷。

表 2-1 中英文对照 GCS 评分

Best motor response 运动	Best verbal response 语言	Eye opening 睁眼
6 Obeys commands 按吩咐动作	5 Oriented 正常交谈	4 Spontaneous 自发睁眼
5 Localizes pain 对疼痛刺激定位反应	4 Converses but confused 言语错乱	3 To verbal stimuli, command, speech 语言刺激睁眼
4 Withdrawal from pain 对疼痛刺激屈曲反应	3 Inappropriate words 只能说出（不适当）单词	2 To pain 疼痛刺激睁眼
3 Flexion to pain (decorticate) 异常屈曲（去皮层状态）	2 Incomprehensible sounds 只能发音	1 No response 无睁眼
2 Extension to pain (Decerebrate) 异常伸展（去脑状态）	1 No response 无发音	
1 No response 无反应		

将三方面分值相加，即得到 GCS 评分（最低 3 分，最高 15 分）。选评判时的最好反应计分。注意运动评分左侧和右侧可能不同，用较高的分数进行评分。改良的 GCS 评分应记录最好反应/最差反应和左侧/右侧运动评分。

（三）肌力评定技术

【操作目的】

判断有无肌力低下及肌力低下的范围与程度；发现导致肌力低下的原因；为制订治疗、训练计划提供依据；检验治疗、训练的效果。

【适用对象】

神经科患者和肢体肌力异常患者。

【用物准备】

手部消毒液。

【操作步骤】

操作前
- 衣帽整洁，修剪指甲，洗手，戴口罩。
- 评估患者意识情况、肢体活动情况、病情及是否为舒适体位，并讲解操作目的和方法。

操作中
- 核对患者房间号、床号、姓名、患者腕带，观察患者是否为舒适卧位，环境温、湿度适宜。
- 站在患者右侧，双手按压双肩嘱患者耸肩对抗。
- 嘱患者抬起健侧上肢，观察是否能保持。
- 按压健侧前臂，嘱患者对抗。
- 嘱患者健侧手握住检查者的手，判断握力。
- 嘱患者抬起患侧上肢，观察是否能保持。
- 按压患侧前臂，嘱患者对抗。
- 嘱患者患侧手握住检查者的手，判断握力。
- 嘱患者抬起健侧下肢，观察是否能保持。
- 嘱患者抬起患侧下肢，观察是否能保持。
- 按压健侧小腿，嘱患者对抗。
- 按压患侧小腿，嘱患者对抗。
- 嘱患者健侧足做踩踏动作，与检查者对抗。
- 嘱患者患侧足做踩踏动作，与检查者对抗。
- 正确评估患者肌力分级。

操作后
- 再次核对患者身份，协助患者舒适卧位，整理床单位。
- 整理用物，洗手，准确记录评估结果。

附：肌力分级

0 级：完全瘫痪。

1 级：肌肉可收缩，但不能产生动作。

2 级：肢体能在床面上移动，但不能对抗地心引力，不能抬起。

3 级：肢体能对抗地心引力抬离床面，但不能对抗阻力。

4 级：能做对抗阻力动作，但肌力弱未达正常。

5 级：正常肌力。

（四）经口气管插管患者的口腔护理技术（双人配合）

【操作目的】

保持口腔清洁、湿润，使患者舒适，预防口腔感染；防止口臭、口垢，保持口腔正常功能；观察口腔黏膜和舌苔的变化及特殊的口腔气味，提供病情的动态信息；预防呼吸机相关性肺炎。

【适用对象】

经口气管插管患者。

【用物准备】

口护盘［口护包，弯盘 2 个，漱口水（复方氯己定含漱液、双氧水、生理盐水）］，石蜡油，棉签，胶布，口咽通气道，开口器，手电筒，气囊压力表，治疗车，黄垃圾袋。

【操作步骤】

操作前：
- ◆ 护士衣帽整洁，修剪指甲，洗手，戴口罩。
- ◆ 评估病室环境及患者病情是否允许做此项操作。
- ◆ 评估患者意识状况，是否能配合操作。
- ◆ 检查气管插管深度，气囊压力是否在正常范围。
- ◆ 检查口腔情况：口腔内是否有分泌物，如有则先吸净，是否有溃疡、破溃、出血、痰痂。
- ◆ 将患者床头抬高 30°，使患者头偏向一侧。

操作中
- 携物品至床旁，解释口腔护理的目的、方法、大概操作所需时间，征得患者同意后再开始。
- 核对：医嘱、姓名、床号、腕带。
- 护士 A：负责固定患者头部和插管，操作全程负责监测患者反应及生命体征变化。注意对清醒患者进行操作步骤告知及安慰。
- 护士 B：
  ①将小巾垫于颌下，解开插管带，去除固定胶布，将开口器放于右侧磨牙，取出口咽通气道，插管移至开口器一侧。清醒、可配合的患者可不用开口器，嘱患者张口，取出口咽通气道，将插管移至右侧。躁动患者可使用两个开口器。
  ②用棉球湿润口唇，用压舌板轻轻撑开左侧颊部，以止血钳夹漱口溶液浸湿的棉球擦牙齿外侧面，而后内侧面、咬合面、颊部，沿牙齿纵向擦洗，由磨牙擦至切牙，同法擦另一侧；由内向外横向擦硬腭、舌面、舌下。擦后用手电筒检查口腔内是否清洁。
  ③用小巾擦干面部、口周，石蜡油擦拭口唇。
  ④核对棉球个数，放口咽通气道，撤去开口器。检查气囊压力及插管深度。

操作后
- 用胶布先将口咽通气道与插管固定，再用插管带固定。
- 检查气囊压力，核对、处理用物，洗手，记录。

【注意事项】

1. 评估时注意：①评估时携带手电筒、气囊压力表，检查口腔内及气囊压力。②如患者神志清醒、能配合，则向患者解释操作目的、操作过程、配合方法。对于不能配合且有躁动的患者，应评估约束情况。③根据口腔情况遵医嘱选择适当漱口水。

2. 操作时注意：①擦洗时动作轻柔，特别是对凝血功能差的，要防止损伤黏膜和牙龈。②擦洗时应夹紧棉球，每次一个，避免棉球遗留在口腔，擦后注意核对棉球个数。③棉球不可过湿，以防溶液流入呼吸道。④护士A应注意观察患者面部表情，是否有不适，观察患者生命体征特别是血氧数值。⑤固定的手要稳，避免插管活动造成患者剧烈咳嗽。⑥固定时，用胶布先将口咽通气道与插管固定，再用插管带固定。

(五) 管饲喂养技术

【操作目的】

给予神经科意识障碍、精神障碍、吞咽困难、延髓麻痹、神经源性呕吐、呼吸衰竭等患者营养支持，提高其机体免疫功能，促进患者疾病的早期康复。

【适用对象】

经口摄入不能而胃肠道功能基本正常的神经疾病患者，首选肠内营养支持，给予管饲喂养，且越早越好。因此针对不能经口进食的昏迷患者、因口腔疾患或手术而不能张口的患者，或其他危重症患者，均适宜给予管饲喂养。

【用物准备】

1. 管饲置入前：无菌鼻饲包（含治疗碗、镊子、止血钳、压舌板、纱布、鼻胃管或鼻肠管、50ml 注射器、治疗巾），治疗盘（包括石蜡油、棉签、胶布、手电筒、听诊器、弯盘、温开水等）。

2. 管饲喂养前：治疗车、手消毒液、护理执行单、肠内营养液、肠内营养泵、匹配的肠内营养泵管、治疗盘（内备安尔碘与棉签）。

3. 拔管前：弯盘、纱布（纸巾）、汽油等物品。

【操作步骤】

1. 管饲置入

操作前
- ◆ 评估患者病情、神志、是否能配合，同时给予置管方式评估。
- ◆ 检查鼻腔是否通畅，有无炎症、出血、鼻息肉等。
- ◆ 神志清楚的患者给予洼田饮水试验进行评估，3级以上建议给予管饲喂养。
- ◆ 解释管饲置入的目的、方法、留置时限、操作步骤。征得患者同意后给予。应向昏迷患者的家属解释，同时签署知情同意书。

操作中
- ◆ 核对医嘱、患者床号、姓名、腕带，摆体位。
- ◆ 清洁鼻腔，测量胃管（或肠管）的置入深度，一般为 45～55cm，但为了确认位置应多插入5～7cm。
- ◆ 润滑鼻胃（肠）管：应用聚氨酯材质、亲水性强的导管，可用温开水进行润滑。
- ◆ 插入鼻胃（肠）管：用一抽、二听、三气泡的方法确认位置。

操作后
- ◆ 根据患者皮肤状况给予鼻胃（肠）管的固定，并要求随时更换固定的位置。鼻肠管患者应在鼻肠管的 90～120cm 处进行固定。

2. 管饲喂养

操作前
- ◆ 评估患者的卧位、管饲固定的位置、口腔内有无盘曲、胶布固定得是否牢固，烦躁者给予约束。评估胃内残留，观察残留液的量、性质、颜色，如异常及时通知医生。
- ◆ 询问有无糖尿病或血糖增高、胃肠道疾病以及奶蛋白耐受史。

操作中

- ◆ 容量：从少到多，即首日500ml，尽早（2～5日）达到全量。
- ◆ 速度：从慢到快，即首日20～50ml/h，次日80～100ml/h，12～24小时内输注完毕。
- ◆ 选用营养泵给予持续喂养。
- ◆ 根据患者的不同喂养途径给予安全体位：抬高床头20°～30°，对于空肠造瘘管患者可给予舒适体位。
- ◆ 将准备好的物品携至患者床前，核对医嘱及腕带，检查胃（肠）管深度，并将营养液与营养泵管（每日更换）连接，抽吸胃内容物，确认导管的位置。
- ◆ 正确安装营养泵，将营养液固定在营养泵上，按医嘱调节速度，导管确认在正确的位置后，进行管饲喂养。
- ◆ 更换营养液时要现用现开启，禁止一次将每日全量打开。
- ◆ 保持输注通畅，每间隔4小时用重力注入白开水冲洗导管。
- ◆ 每4小时观察一次胃内残留及应激性溃疡出血的发生，如果＜50ml，可继续进行肠内喂养；50～100ml，给予暂停或减慢速度继续喂养，但需每2小时监测一次；＞100ml应停止喂养，每2小时监测一次胃内残留，达到＜50ml时，可继续喂养。
- ◆ 给予患者气道吸引、翻身时，观察患者一般状况，如有咳嗽等不适，应先关闭喂养管，操作后再给予喂养。必要时先抽吸胃内残留，再给予气道吸引。

操作后
- ◆ 喂养后注入温开水进行冲洗管道，并将管头妥善固定。
- ◆ 定期更换鼻导管固定的胶布，更换固定位置，至少要给予挪动。
- ◆ 观察患者的神志、吞咽功能，可根据患者的病情恢复程度给予洼田饮水试验评估，以及时拔除管路。

3. 拔除管饲

操作前
- ◆ 根据患者的饮水试验停止喂养，或更换喂养管。
- ◆ 将拔管物品携至患者床旁，给予解释并告知。
- ◆ 评估患者的鼻腔状况，并嘱其如何配合。

操作中
- ◆ 停止营养液的供给，给予温开水冲洗导管，撤除固定的胶布，嘱患者深吸气，到咽喉部时，快速拔除。
- ◆ 拔管后观察患者的状态、管路外有无附着物。评估鼻导管的完整性，观察有无异常。评估胶布固定处的皮肤状况。

操作中
- ◆ 听取患者的主诉，观察患者有无咽喉部不适，有无出血等异常。
- ◆ 整理用物，洗手并记录。

【注意事项】

1. 管饲置入摆体位时，对意识清醒患者应抬高床头，给予半卧位或坐位；对无法坐起患者应给予右侧卧位；昏迷患者给予去枕平卧位，头向后仰。

2. 鼻胃（肠）管插入时，左手持纱布托住鼻胃（肠）管，右手持镊子夹住鼻导管前端，沿选定侧鼻孔轻轻插入，到达 10～15cm 时，嘱患者做吞咽动作，昏迷患者将下颌靠近胸骨柄，缓缓插入，并确认位置。

3. 喂养前应给予气道吸引、翻身、叩背，再给予营养液的摄入，且每次给予前应确认导管的位置，防止误吸的发生。

4. 监测并发症：胃肠道：应激性出血、腹泻、腹胀、便秘等；机械性：误吸、堵管、脱管等。

5. 导管置入后，应给予安全的标识：包括不同颜色的导管标志与置入的时间，便于喂养时核对与确认。

6. 鼻饲管应根据患者皮肤的不同状况给予固定。

7. 营养液喂养过程中：①注意三度：温度、速度及床头的高度。②患者的症状：突然出现呛咳、呼吸急促，或咳出类似营养液颜色的痰液，考虑误吸的概率较高，应立即抽吸胃内容物，观察胃残留，再给予气道吸引，必要时通知医生，给予急救。

8. 给予口服药物的患者，应在给药前后停止泵入营养液 30 分钟，防止与营养液相互作用，导致患者出现肠痉挛、腹泻等并发症。

9. 给予鼻胃（肠）管患者，应每日给予口腔护理 2～4 次，防止口腔溃疡、口臭的发生。

10. 洼田饮水试验：让患者按习惯喝下 30ml 温水，根据饮水结果进行分级。

Ⅰ级：一次饮下 30ml 温水，无呛咳。

Ⅱ级：分两次饮下，无呛咳。

Ⅲ级：能一次饮下，但有呛咳。

Ⅳ级：分两次以上饮下，有呛咳。

Ⅴ级：屡次呛咳，难以全部咽下。

11. 应根据患者的吞咽功能给予应用及停止管饲。即依据吞咽困难分级量表的疗效判定，当患者大于 9 分时，吞咽困难基本痊愈；提高至 6～8 分时，明显好转；提高至 3～5 分时，为好转；1～2 分为无效。

12. 管饲喂养过程中常见并发症的处理：①腹胀与呕吐时，减慢输注速度，减少给予的总量，如仍不能缓解，应给予肠外营养。②腹泻时应寻找原因，并减慢速度与减少给予的总量，注意便常规、便培养、便球杆菌比的监测，并遵医嘱给予处理。③胃肠动力不全：胃内残留量>100ml 时，应遵医嘱给予甲氧氯普胺、红霉素等药物，或暂停喂养，超过24h 仍不能改善时，给予鼻肠管或肠外营养。

（六）气垫床使用技术

【操作目的】

促进血液循环，预防长期卧床患者出现压疮。支撑患者身体，分散体重，减轻对局部表面的压迫，降低压迫性溃疡的发生，促进压疮的愈合，保持患者皮肤的舒适，预防并发症。

【适用对象】

适用于长期卧床、意识障碍、烦躁、大手术后、镇静、肢体制动、多脏器衰竭，以及全身肌肉松弛、缺乏弹性、Braden 评分<18 分、不能自理的患者。

【用物准备】

气垫床、气垫泵。

【操作步骤】

操作前：

- 重症患者全部给予气垫床应用，普通患者根据皮肤状况给予评估，与患者或家属进行沟通，并确认气垫床的应用。向昏迷患者的家属进行解释，同时签署知情同意书。
- 观察患者病情变化：包括意识、循环的改变。应用 Braden 评分进行评估，<18 分给予气垫床应用。
- 应用前将气垫充气，并称体重。
- 更换气垫前，重症患者抽吸胃内残留并给予气道吸引。
- 给予更换或重新铺气垫床时，观察患者反应，保障安全。

操作中

- 将气垫泵连接电源，放置在床尾或高于患者身体的平面。
- 空气软管连接在充气泵上。
- 接通电源，打开充气泵，标识灯亮起。约 20 分钟，气垫膨胀。
- 在气垫床与患者皮肤之间可铺大单，注意气垫正反面，头部与足部不能铺反，或根据气垫的要求给予正确放置。
- 根据患者体重调节气垫压力。
- 给予卧床患者更换气垫时，可采用双人更单法进行更换。
- 使用过程中每日检查气垫是否有漏气现象，操作时，勿将锐器遗漏在床上，以免床垫破损。

停用与保养

- 根据医嘱停止气垫床的应用。
- 关气垫泵开关，撤离电源，将气垫床用 0.5‰的含氯消毒剂进行擦拭消毒后，再用清水擦拭，待气垫干燥、气体完全排除后，卷起气垫收起，并悬挂“已核查消毒”牌备用。
- 隔离患者使用时应先给予臭氧机消毒后，再给予擦拭。

【注意事项】

1. 应用气垫床时，可以在气垫上方套一个气垫套，防止气垫上的大单出现滑脱、不平整现象。

2. 最好选择每 10 分钟进行交替充气的减压气垫。因健康成人在睡眠中每 11.6 分钟就活动一次，否则易导致长期卧床、意识障碍、镇静等患者压疮的发生。

3. 注意：APP5000 和 APP8000 型的充气泵上有低压报警灯。刚接通气垫床时黄色的低压报警灯亮起，当其报警灯熄灭，绿灯亮起时表示充气完成，可正常工作。

4. 气垫上可铺一次性尿垫、中单等，但不能铺橡胶中单。气垫要铺在褥子上面。注意床单表面不能有尖锐物，防止刺破床垫。

5. 气垫要远离热源，防止气垫变形、变质。

6. 气垫使用前应将充气旋钮转到最大，使充气后的床垫较充气前短很多，床垫未充气前长为240cm，充气后为185cm，适用于190cm的标准床长度。然后按照患者的千克体重来选择泵上提示的压力，再将旋钮转到所需要的位置。

7. 充气量调节要与患者体重相一致，气垫泵旋钮刻度为1～9（1代表10千克，8代表80千克），保证气量均匀舒适。如果气垫泵调节钮不显示数字只有方格时，每小格代表承受压力20mmHg，再根据患者的体重调节压力。

（七）振动排痰仪应用技术

【操作目的】

促进患者分泌物及痰液的排出；缓解支气管平滑肌痉挛；消除水肿，减轻阻塞；提高血氧浓度；改善呼吸音及通气功能，降低肺部感染发生率，缩短呼吸机治疗时间，降低死亡率。其对于需要引流排痰的患者是一种非常有效的设备，它的穿透力与叩击力的定向结合会轻松而准确地完成引流排痰，使治疗成为享受，同时减轻护理人员的体力劳动。

【适用对象】

神经科术后与重症脑功能损伤、呼吸肌功能衰弱、无效咳嗽的患者；长期卧床，伴有呼吸系统疾病、支气管分泌物不能正常排除的患者。

【用物准备】

1. 患者的准备：在两餐之间。

2. 振动排痰仪、翻身床、垫枕、适宜的叩击头及叩击罩。

3. 卧位的准备：侧卧位。

【操作步骤】

操作前

- 向患者解释或告知昏迷患者的家属该技术应用的目的，同时排除患者静脉血栓的发生。
- 根据肺部感染的部位，协助患者取相应的卧位，使痰液借助于仪器的振动与体位的重力作用，起到被松弛、击碎、脱落、排出的作用。
- 根据患者的情况，选择适宜的叩击头，叩击头配置一次性头罩。
- 连接电源线，检查仪器的运转情况。
- 了解患者有无吸烟史及呼吸系统疾病。
- 听诊，同时了解患者肺部感染的部位及程度。
- 根据患者肺部感染与身体的耐受程度，制订振动排痰计划，并给予患者雾化吸入。

操作中

- 雾化吸入、气道吸引，应用振动排痰机给予叩击。
- 根据患者的感染部位与耐受程度，选择适宜的频次与叩击的强度。
- 每侧持续时间 5～20 分钟，
- 重症患者可从 10CPS 的频率开始，循序渐进，逐渐增加振动与叩击的强度，神经科患者一般给予 15～25CPS，最终达到最好的效果。
- 振动排痰时，一般采用侧卧位先做一侧，然后给患者翻身，用垫枕固定背部，再做另一侧。
- 叩击时要求经过培训的护士给予操作。通电后旋转开关控制旋钮，选择要求的时间、频率与速度。
- 一手持叩击头手柄，另一手将叩击头置于患者背部，按照右侧背部、左侧背部、脊椎、胸骨的顺序，缓慢移动叩击头，进行振动叩击。
- 振动过程中，密切监测心率、呼吸以及血氧饱和度的变化，如果出现异常，应及时停止给予。
- 操作中如若患者出现明显的咳嗽、咳痰症状，应及时给予气道吸引。
- 时间自动递减式治疗结束时，时间退到 00：00，仪器自动停止振动，而后仪器自动断电。

操作后
- ◆ 叩击后可给予体位引流，5～10 分钟后进行气道吸引。
- ◆ 可以下地行走的患者，可鼓励患者下床行动，促进肺部的纤毛运动，利于排痰。
- ◆ 根据患者叩击的过程，给予护理记录。
- ◆ 气道排痰后，再次给予听诊。
- ◆ 用肥皂水进行擦拭。隔离患者应用含氯消毒液的毛巾擦拭，注意不要过湿。

【注意事项】

1. 振动排痰患者应选择在两餐之间给予操作，如果有持续肠内营养的患者，应停止营养的供给，并在操作前抽吸胃内残留，防止叩击过程中患者出现呕吐，导致误吸。

2. 使用轭状对叩击头时，不能用叩击结合器，其他叩击头则要用叩击结合器。

3. 使用叩击结合器时，频率要根据患者的耐受情况给予适当转速、幅度以及时间，其中，转速不能超过 35CPS。

4. 听诊后，湿啰音明显部位，可将叩击头停留 30s，或者增加频率，促进深部痰液的排除。

5. 叩击时注意避开胃肠、心脏等部位。

6. 振动叩背后，针对不能自主咳嗽、咳痰、吞咽的患者，尤其人工气道患者，应注意随时为患者进行排痰。

（八）抗血栓压力带应用技术

【使用目的】

1. 预防静脉扩张。
2. 增加血液流速。
3. 增强静脉瓣功能。
4. 提高小腿的肌肉泵功能。
5. 增加组织因子通道抑制子（TFPI）在血浆中的水平，提高纤溶活性，抑制血栓形成。

【适用对象】

适用于健康人、经常站立工作者、长期卧床患者、脊髓损伤的患者、需要肢体制动的患者。用于下肢深静脉血栓形成的预防。

【禁忌证】

1. 任何可能受到抗栓袜不良影响的腿部情况，例如：皮炎（皮肤病）、静脉结扎（最近接受过腿部手术）、坏疽、最近接受过皮肤移植。

2. 严重的脉管疾患，如动脉硬化（失去弹力）所导致的腿部血液循环不畅。

3. 退行性心力衰竭所导致的腿部大面积水肿，或肺水肿。

4. 腿部严重畸形。

5. 臀弯处大腿围超过 63.5cm 的患者不适合用腿长型袜，连腰型适于腰围小于 81cm 的患者。

【操作步骤】

操作前
- ◆ 是否适合使用抗血栓压力带。
- ◆ 向患者和家属解释使用抗血栓弹力袜的目的、意义，取得患者和家属的同意。
- ◆ 测量腿长（脚后跟到臀弯长度）、大腿根围、小腿肚围，选择适合规格的抗血栓弹力袜。

操作中
- ◆ 将手伸进袜子直到脚后跟处。
- ◆ 抓住袜子后跟中间，将袜子由内向外翻出。
- ◆ 将袜子小心套在脚上和后跟处，确保脚后跟正好位于袜子后跟处。
- ◆ 开始将袜子拉过脚踝和小腿。对于膝长型袜子，袜跟应位于脚踝以下 2.5～5cm 处。对于腿长型袜子，织法变化的地方应位于膝盖以下 2.5～5cm 处，防滑带应位于大腿根部。

操作后
- ◆ 穿好后要检查袜子均匀无皱褶，每日观察肢端的皮肤色泽、温度，以及有无肿胀、疼痛等情况。

【注意事项】

1. 穿弹力袜前，每日测量双下肢不同平面的周径，髌骨以上10cm，髌骨以下10cm，且做到与以前的记录和对侧肢体周径相比较。

2. 压力带的压力选择合适，根据个体差异和病情，应选择合适的尺寸和压力适当的压力带，宽度、松紧度要适宜，以能伸进1个手指的松紧度为宜，并使患者抬高双下肢。

3. 任何情况下请勿翻转袜跟，请勿将袜子任何其他的部分覆盖在膝盖上。不能折叠，否则压力加倍。

4. 定时检查袜子有无皱褶，每日观察肢端的皮肤色泽、温度，以及有无肿胀、疼痛等情况。

5. 下肢深静脉血栓急性期应绝对卧床休息10～14天，并要积极做好足部护理，避免足部受压，保持足部清洁干燥，对溃疡患者及时给予换药，同时将其患肢抬高，高于心脏20～30cm，促进血液回流。

6. 更换袜子时，除袜时间不要超过半小时。

7. 袜子可反复清洗30次，冷水手洗，晾干。

（九）约束带应用技术

【使用目的】

保护躁动患者，限制身体或肢体活动，防止患者发生坠床、撞伤、抓伤等意外，确保患者的安全及治疗与护理的顺利完成。

【适用对象】

适用于烦躁不安、高热、谵妄、昏迷、躁动、意识不清及危重患者。

【用物准备】

根据患者的需要准备好约束带、约束手套或肩部约束带。

【操作步骤】

操作前
- 评估患者的病情、年龄、意识状态、生命体征及肢体的活动情况。
- 向清醒患者和/或家属解释约束的意义，告知并由家属签字。
- 了解患者或家属对约束理解与配合的程度，评估患者的配合能力。
- 向患者解释，意识清楚者应询问给予约束前的需求。
- 根据患者的情况，选择适宜的约束工具进行操作。

操作中
- 约束带应用法：约束带常用于固定患者手腕或踝部。
  ①约束带应用：先得到患者或家属的同意方可使用约束带。操作时将固定的肢体放置在约束带上面，有系带的一面在外面。如果约束带较薄时，应放置棉垫包裹手腕或踝部，再用约束带系好后，固定到床挡上，注意松紧适宜，以不易脱出、能伸进 1 指为宜（彩图 2－1）。
  ②约束手套应用：先得到患者或家属的同意，再应用约束手套。具体方法：首先将搭扣扣紧，搭扣的开口在手背；其次手套开口拉紧并重叠于腕部的内侧，固定带可根据患者具体情况缠绕 2～3 圈，再固定于床或床挡上。在应用此方法进行约束时，患者的外周血氧指套可以从搭扣处放进去，不用松开患者的约束处。同时医生进行神经科查体时，同样可打开搭扣进行检查（彩图 2－2）。
  ③肩部约束带：用于固定患者肩部，限制患者坐起。操作方法：肩部约束带用高 2cm 海绵，宽 8cm、长 120～140cm 的白色宽布制成，约束带外侧固定长 50cm 的系带。先放置于患者的背部，两端绕过肩部，将系带固定在床头（彩图 2－3）。也可将大单斜折成长条，做肩部约束（彩图 2－4）。
- 膝部大单固定法：用于固定膝部，限制患者下肢活动。使用时先缠绕一侧膝部，再将约束带缠绕另一侧，将两端系于床沿（彩图 2－5）。

操作后
- ◆ 记录应用约束带的时间。
- ◆ 意识清楚患者可给予碰铃，并及时满足患者的需求。
- ◆ 随时评价约束带应用的效果：
  ①能满足患者身体的需求，患者安全、舒适，无血液循环障碍、皮肤破损、坠床等意外事件的发生。
  ②患者和家属能够接受并积极配合。
  ③各种检查、治疗和护理措施能够顺利进行。
- ◆ 动态评估患者应用约束带的必要性，尽早解除约束。

【注意事项】

1. 严格掌握约束带应用的适应证，维护患者的自尊。使用前应向患者和家属说明应用约束带的目的、操作要点及注意事项。非必须使用时，尽可能不用。

2. 约束带只适合短期应用，用时需注意患者的卧位，保持肢体和关节处于功能位，并定时协助患者更换体位。

3. 使用时，约束带下需垫衬垫，固定松紧适宜，并定时松解，观察约束部位的末梢循环情况，发现异常应及时处理。

4. 注意记录给予约束的时间、相应的护理措施及解除约束的时间。

5. 患者出现意识障碍加重时，应随时评估患者的四肢肌力，肌力为3级以下时，建议停止给予肢体的约束。

（十）过床易应用技术

【操作目的】

过床易是利用高科技材料之间的平滑滚动，来实现平稳安全地过床或移位，使患者能够安全、舒适地进行移动，减轻患者被搬运的痛苦。

【适用对象】

意识障碍患者、肢体瘫痪不能配合的老年患者、头部手术患者、应用机械通气等的危重症患者、脊髓损伤和特殊检查的患者。

【物品准备】

备用床、平车以及过床易。

【操作步骤】见图 2-6。

操作前

- ◆ 需 2～3 名护士参与配合，要求操作前护理人员掌握过床易的使用方法与操作流程。
- ◆ 准备好过床易，移动患者前，要将准备好的床或平车与卧位患者的床或平车并在一起，缝隙不能超过 15cm。
- ◆ 向家属或患者解释过床易的使用方法及作用。
- ◆ 将床或平车的四轮给予固定或锁住，防止转运患者时出现移位。
- ◆ 操作时不能用太大力向前或大力提中单，以免发生意外。

操作中

- ◆ 首先，把推车的高度升降到和病床一样的高度，高度不能超过 15cm，推车紧靠病床，在其两侧各站一人。
- ◆ 患者从床上过到推车上时，病床一侧的人两手各扶持病人的肩部和臀部，轻将病人侧搬超过 30°左右，另一侧的人将过床易滑入病人身体一侧 1/2，使过床易的 1/2 面积放置在患者的腰背部。
- ◆ 病床一侧的人托住患者肩部和臀部向上 45°左右用力慢慢往下推，另一侧的人也要托住病人的肩部和臀部，防止滑得太快，发生意外。
- ◆ 当患者完全过床到推车上时，推车一侧的人员要侧搬病人，另一人将过床易取出，实现安全、平稳、省力地过床。
- ◆ 如果床和推车之间高度超过 15cm，过床时可利用患者身体下方的床单，侧身抬起病人，抻起床单的两角，放入过床易。过床时，两人同时拉起床单的四角，一侧向前推，另一侧轻拉。当患者完全过床到推车上时，取出过床易。

操作后
- 移去原来的病床或推车，整理患者的卧位，放置护栏。
- 将过床易取出后给予安全放置，如若有呕吐物、分泌物等污染后，应将外罩取下，浸泡并进行清洗。

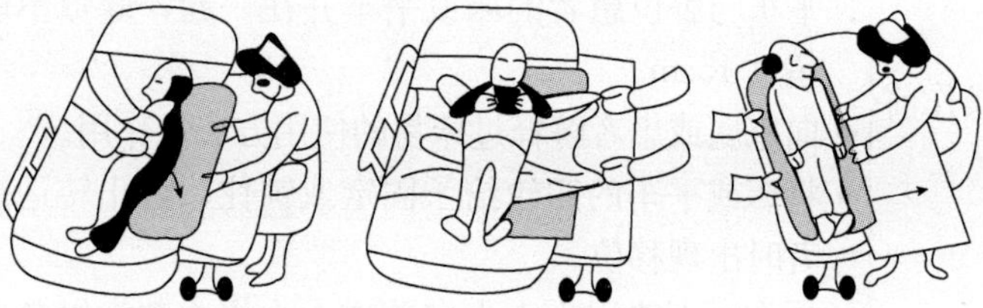

图 2-6 过床易应用图解

【注意事项】

1. 注意评估患者的配合程度，嘱其使用过床易时不要自己用力移动。

2. 安置好患者身上的各种管路，意识障碍患者应给予排痰后再进行移动。

3. 操作时先将平车进行评估，然后再推至患者床旁。

4. 推送患者时，只推动患者身体，不要推过床易，通过过床易的平滑滚动，使患者安全移动到平车上。

（十一）压疮换药技术

【操作目的】

减少患者的痛苦，提高生活质量，减少并发症的发生；保持患者皮肤的完整性，减少不良因素的刺激，减少压疮的发生；了解难免性压疮的预防对策与干预措施；为患者压疮的预防提供最快、最好的恢复环境。

【适用对象】

适用于各种不同原因引起的不同分期的压疮。

【操作准备】

1. 物品准备：水胶体敷料、藻酸盐类敷料、水凝胶、海绵类敷料、脂质水胶体敷料等各种湿性敷料，生理盐水或碘附，无菌换药包（内有一次性镊子 2 把、无菌棉球 10 个），无菌手套。

2. 护理人员准备：经过一定专科培训且对新型敷料完全了解的护理人员。

3. 患者准备：与患者或家属进行沟通，解释换药的目的以及费用，便于患者或家属了解。

【操作步骤】

操作前：
- ◆ 护士与造口师一同为患者进行换药，目的是护士要观察患者的伤口的动态变化，并记录。
- ◆ 护士向患者做好解释工作，并洗手、戴口罩进行伤口的评估。
- ◆ 评估患者压疮的部位、面积、深度，根据压疮的不同分级，给予选择换药的敷料。
- ◆ 建立湿性愈合环境，保护伤口及周围皮肤。
- ◆ 准备好适宜的敷料以及换药物品，携至患者床旁。

操作中：
- ◆ 铺无菌换药包，并带好无菌手套。
- ◆ 应用时可根据压疮的大小、分级、基底的颜色等选择合适的敷料。
- ◆ 将生理盐水倾倒在无菌棉球上，先将压疮部位周围正常皮肤擦拭 3 遍，擦拭面积要大。
- ◆ 然后用生理盐水棉球擦拭伤口，如果有脓性分泌物，可先用双氧水擦拭 3 遍，再用盐水棉球擦拭 3 遍。
- ◆ 擦拭后应等伤口局部干燥，或用干燥棉球蘸干。
- ◆ 将选择的适合敷料进行外敷。
- ◆ 固定所包裹的伤口敷料，防止脱掉。

操作后：
- ◆ 整理床单位，告知患者伤口的情况，同时注意防止持续压迫。
- ◆ 处理用物，洗手，记录。
- ◆ 换药后动态观察伤口的渗液情况，防止出现脓液外漏，引起污染或感染加重。
- ◆ 开始换药时每周给予两次换药，然后根据患者压疮的恢复情况或其渗液的多少进行换药频次的调整。

【注意事项】

1. 压疮的预防及治疗误区

(1) 对破溃的伤口禁忌用消毒剂消毒。禁止干性环境，禁忌使用烤灯。

(2) 对受压部位禁忌使用局部按摩方法，禁止使用气垫圈。

2. 给予压疮换药时，一定要进行合理的评估与评价，给予适合的换药技术。

3. 不同压疮级别的换药及处理原则：

1级压疮：解除局部作用力，改善局部血运，去除危险因素，避免压疮进展。可采用透明敷料或薄的水胶体敷料以减少摩擦，避免再受压。

2级压疮：防止水疱破裂，保护疱皮，保护创面，预防感染。可用厚的亲水性敷料，特殊部位可选用溃疡粉。渗液少时，用藻酸盐加水胶体敷料。

3、4级压疮：保持局部清洁，促进湿性愈合。有干痂或腐肉者先清创再结合海绵类敷料，同时清除坏死组织后，给予感染控制（针对性或局部性应用抗生素，局部使用灭菌敷料）。

4. 局部涂抹凡士林等油性剂保护皮肤时，无透气性，无呼吸功能，其水分蒸发量维持在一个较低水平上，远低于正常皮肤的水分蒸发量，更易导致皮肤的浸渍。

（十二）降温毯使用技术

【操作目的】

使患者的体温处于一种可控性的低温状态，从而使患者中枢神经系统处于抑制状态，减少脑水肿，降低颅高压，降低机体新陈代谢及组织器官的耗氧。

【适用对象】

适用于具有广泛性脑挫伤、脑水肿、脑肿胀及脑干损伤患者，尤其 GCS 评分＜8 分，年龄 18～70 岁，难以控制的中枢性高热患者。

【用物准备】

具有高、低温度可调节的控温仪，传感器，一次性塑料套，大单，降温毯面。

【操作步骤】以康诺降温毯为例。

操作前：

- ◆ 向患者或家属作好解释，并告知应用过程中可能出现的不良反应。患者或家属同意后，方可给予应用。
- ◆ 作好应用前的评估：即仪器水箱的水位是否达标；仪器的放置位置是否便于操作与护理。
- ◆ 将毯面平铺于患者背下，用连接管将主机管接头与毯面相应的部位连接好。
- ◆ 用卧更法将控温毯平铺于患者背下，毯面上缘与肩齐平，上垫双层大单，避免皮肤与毯面直接接触。
- ◆ 将温度传感器插入主机侧板的传感器插口，另一头套上一次性塑料套插入患者直肠 6～7cm 内，防止便渍腐蚀传感器。

操作中

- 接通电源开关，显示屏示“HELLO”。
- 设定右（左）启动温度：
  ①选择右/左侧毯面进行设置。按（设定）+（左）/（右），显示屏示“OPEN”；
  ②设定左/右侧患者开机温度，按（左）/（右）+（上），显示屏显示“H38.50”，修改参数通过按“上”或“下”键进行，间隔为每档0.10℃。
  ③设定左/右侧患者停机温度，按（左）/（右）+（下），显示屏显示“L37.50”，修改参数通过按“上”或“下”键进行。
  ④存储数据：按（设定）+（关），显示屏显示“HELP”。
- 设定水温
  ①进入设定状态：按（设定）+（水温），显示屏为当前设定水温值。
  ②选择设定水温修改参数通过按“上”或“下”键进行，间隔为每档2.0℃。
  ③存储数据：按（设定）+（关），显示屏示“HELP”，设定结束。
- 开机：按（开）+（左）/（右），显示屏示“COOOO”，数秒钟后，显示患者体温，一般达到实际体温大约需要5分钟。
- 关机：按（关）+（左）/（右），显示屏示“CLOSE”，表示机器停止运行。如果要全部停机，请将电源开关按到“断开”的位置。

操作后

- 严密观察患者生命体征的变化，尤其体温、心率的异常。
- 患者体温降至目标温度后，应使其保持在一定的恒定水平，待病情稳定或好转后方可停机。

操作后
- ◆ 做好降温患者的肢体保暖，尤其四肢远端，必要时戴上手套，穿上棉袜，同时注意双手不能放于降温毯面上。
- ◆ 随时观察患者皮肤及肢体的温度、颜色，观察末梢循环的情况。
- ◆ 注意翻身时防止传感器脱落，应注意固定，以防监测不准确。
- ◆ 结束物理降温后，可让患者体温自然恢复，不能自然恢复的可加盖被子，协助复温。

【注意事项】

1. 保持控温毯放置位置正确：使冰毯铺于床单下面，垫在患者身下，以整个背部为佳，通常冰毯的上缘与肩平齐为宜，翻身侧卧时应将枕头垫于电冰毯下，使冰毯与背部接触紧密，以免影响降温效果。

2. 固定好温度传感器：应固定好温度传感器探头，并用塑料薄膜包裹肛温探头，防止交叉感染，但塑料薄膜也不应过厚，以免影响直肠温度的监测，如制冷效果不佳，应检查机器是否缺水。

3. 监测患者有无寒战出现并及时采取相应抗寒战措施，可遵医嘱采用抗寒战药物及肌松剂和皮肤保温的方法减少患者的寒战反应。

4. 注意保持患者皮肤的安全：降温期间皮肤血管收缩，末梢循环差，抗压力降低，易发生压疮。治疗期间严密观察肢端循环及面色，正常情况下患者应面色红润、四肢温暖。若患者出现面色苍白、肢端发绀，提示微循环障碍，应加强保暖，并对患者采取加盖被子等保暖措施。保持床单干燥平整，活动肢体，做好皮肤护理。使用降温毯期间，每 2 小时翻身一次，按摩局部皮肤，减轻受压，改善血液循环，防止局部冻伤和压疮。骶尾部、足部使用海绵垫保护，并给予气垫床使用。

5. 消化系统的观察及护理：低温使胃肠道蠕动减慢，

胃肠平滑肌张力下降，肠鸣音减弱或消失，导致排空延迟。鼻饲营养液给予时，应严格进行管理与监测，防止营养并发症发生。

6. 应用降温毯时间最好不超过 10 天，因时间较长容易导致冻伤的发生。

表 2-2 冻伤分度

Ⅰ度	伤及皮肤表层，局部轻度肿胀，红斑损伤，稍有麻木疼痛
Ⅱ度	伤及皮肤真皮层，局部水肿、水疱，感觉迟钝。2～3 周后，如无感染，伤口愈合后少有瘢痕
Ⅲ度	伤及皮肤全层及皮下组织，局部由苍白转为黑褐色，可出现血性水疱，痛感觉消失。4～6 周后，坏死组织脱落形成肉芽创面，愈合缓慢，留有瘢痕
Ⅳ度	伤及肌肉和骨骼等组织，甚至有肢体干性坏疽，对复温无反应，感染后则变成湿性坏疽，有全身中毒症状。治愈后多留有功能障碍和残疾

二、专科技术操作配合

（一）脑室穿刺引流术的配合

【操作目的】

解除脑脊液循环受阻，去除脑室内积血，减轻脑室系统的梗阻；紧急减压抢救，防止颅内压增高、脑疝的发生；给予局部用药，防止感染；辅助进行颅内压监测。

【适用对象】

梗阻性脑积水、脑出血破入脑室、严重的颅内感染、高颅压所致的脑疝患者等。

【用物准备】

骨钻或骨锥、脑室引流器、缝合包、常规消毒物品、无菌注射器、手套、局麻药和甲紫、一次性弯盘、CT 或 MRI 片、测压管、抢救药品及物品。

【操作及护理配合步骤】

穿刺前

- 告知患者或家属手术的必要性，嘱家属做好心理准备。
- 为患者剃头，并清洁头部皮肤。
- 评估呼吸道通畅情况，危重患者给予充分的气道吸引，保持呼吸道通畅。
- 评估穿刺部位皮肤情况，有无破损、皮疹及清洁程度等。
- 评估患者生命体征：脉搏、呼吸、血压、瞳孔、血氧饱和度变化。进行病房空气清洁。

穿刺中

- 协助医生进行穿刺部位的消毒，铺孔巾，给予局部麻醉，操作者衣帽整洁，戴无菌手套，并保持无菌环境。
- 医生操作时要选择好位置，并在无菌状态下进行穿刺。
- 进行穿刺时一般刺入 4～5cm，即可刺入到脑室，操作者此时会有落空感。
- 医生进行穿刺过程中，护士需要监测患者的血氧、呼吸、心率、血压的情况，如有异常，应立即停止穿刺。
- 抽吸脑脊液证实穿刺针已到达脑室后，可连接引流袋，并给予穿刺点的固定。引流袋固定在穿刺针上方的 10～15cm 处。
- 需要测量脑室内压力时，可连接压力套装以及有创压力插件，通过传感器校零后测量侧脑室压力，同时监测有创颅内压参数。
- 观察引流出脑脊液的量、性质、颜色，每日引流量不应超过 500ml，防止出现低颅压。
- 穿刺后评估并记录患者的生命体征、瞳孔、意识的变化以及操作完毕的时间。

穿刺后
- ◆ 穿刺后评估并记录患者的生命体征、瞳孔、意识的变化，记录操作完毕的时间。
- ◆ 保持引流管的通畅，并每班进行交接。
- ◆ 固定引流管的位置，防止折叠、扭曲、牵拉以及脱出。
- ◆ 注意穿刺点有无出血、渗液等异常情况。
- ◆ 做好知识宣教及保护性约束，防止引流导管被拔除。
- ◆ 勿压迫穿刺部位，防止引流管移位。

【注意事项】

1. 根据患者的病灶位置，配合医生进行穿刺部位的选择（图 2－7）。

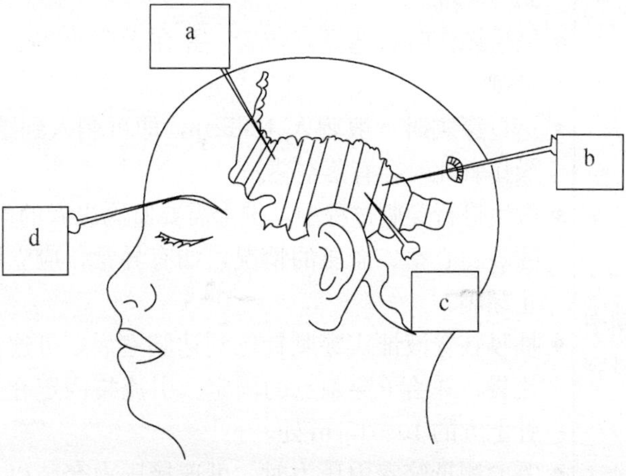

图 2－7 侧脑室穿刺部位

a. 前角穿刺； b. 后角穿刺； c. 三角区穿刺； d. 经眶穿刺

2. 配合操作医生保持术区的无菌状态。

3. 穿刺过程中严密进行生命体征的观察，提前发现颅内出血及脑疝的先兆。

4. 注意观察脑室引流的通畅情况：①观察脑室引流管

内有无脑脊液波动；②压迫患者一侧颈静脉约 10 秒钟，此时脑脊液压力会升高，可高达原来的 1 倍，此时应有脑脊液流出；③压迫患者腹部，此时脑脊液压力升高，应有脑脊液流出，但压迫时间应短暂。

5. 如果脑室引流管堵塞：可应用双手顺行捏挤引流管，直至通畅，不可用生理盐水推注进行通管，以免发生颅内感染。

6. 防止脱管的发生：①神志清楚的患者，给予知识宣教及指导，使患者做好配合；②意识障碍或不配合的患者给予保护性约束，同时加强管路的固定。

7. 防止感染：①穿刺部位给予定期小换药，并保证敷料干燥无渗出，无污染；②头部铺无菌小巾并每日更换；③根据引流袋产品要求，进行引流袋的更换；④引流装置应注意防止反流；⑤搬动患者时，应夹闭引流管。

8. 术后的观察要点：①根据患者不同引流的方式，密切观察患者病情变化，及时发现脑损伤、脑出血、脑疝等并发症；②当患者昏迷程度逐渐加深、加重，或出现剧烈头痛、瞳孔的改变时，应立即检查引流管的通畅性，并通知医生给予及时处理。

9. 脑室引流管拔管的指征：①患者意识好转、自觉头痛感觉减轻，头颅 CT 有明显好转；②颅内压波动在正常范围内；③脑脊液化验检查正常。

（二）腰椎穿刺术的配合

【操作目的】

腰椎穿刺术是神经科常用的临床检查方法之一，常用于测定颅内压力，检查脑脊液的性质，以及为疾病的诊断、治疗、鉴别诊断提供重要的临床资料。此操作简便易行，比较安全，但如适应证掌握不当，轻者可加重患者的原有病情，重者甚至危及患者的生命安全。

【适用对象】

适用于中枢性高热、急性缺血性脑损伤、心搏骤停、中暑患者的检查，以及脑外伤的辅助治疗。

【用物准备】

1. 无菌腰椎穿刺包：内有腰椎穿刺针、测压管及三通管、5ml 注射器、7 号针头、血管钳 1 把、洞巾、纱布、棉球、试管 2 个等。

2. 其他用物：无菌手套，1%普鲁卡因或 2%利多卡因，弯盘，安尔碘棉球，鞘内注射药物，按需要准备培养管 1～2 个、砂轮、胶布等。

【操作及护理配合步骤】

穿刺前：
- ◆ 操作环境宽敞，光线充足，空气清洁，减少人员走动。
- ◆ 告知患者操作过程及注意事项，嘱患者做好心理准备，取得其充分理解与配合。
- ◆ 进行穿刺部位的清洁，嘱患者排空膀胱。

穿刺中：
- ◆ 让患者侧卧于硬板床上，背部与床面垂直，头向前胸部屈曲，两手抱膝紧贴腹部，使躯干呈弓形。
- ◆ 护士站在术者对面，用一手抱住患者头部，另一手挽住双下肢腘窝处并用力抱紧，使脊柱尽量后凸以增宽椎间隙，便于进针。
- ◆ 一般取第 3～4 或 4～5 腰椎间隙为穿刺点，并在皮肤上做好标记。
- ◆ 消毒，铺巾，以 2%利多卡因在穿刺部位自皮肤到椎间韧带做局部麻醉。
- ◆ 确定穿刺点：以髂后上棘连线与后正中线的交汇处为穿刺点，术者用左手拇指和示指固定穿刺点皮肤，右手持穿刺针以垂直背部的方向缓慢刺入，用力均匀，成人进针深度约为 4～6cm，儿童则为 2～4cm。

穿刺中
- ◆ 当针头穿过韧带与硬脑膜时，可有阻力突然消失的落空感。
- ◆ 将针芯慢慢抽出，即可见脑脊液流出。
- ◆ 老年人椎间隙往往较窄，穿刺针斜面朝向头部方向穿刺较易成功。
- ◆ 在放脑脊液前先接上测压管测量压力。
- ◆ 正常侧卧位脑脊液压力为 70～180mmH_2O 或 40～50滴/分。6～8 岁儿童为 50～100mmH_2O。
- ◆ 测压时嘱患者放松，腿可稍伸直，压力较准确。

穿刺后
- ◆ 撤去测压管，用无菌操作法留取标本，护士妥善放置脑脊液标本。
- ◆ 将针芯插入后一起缓缓拔出，局部再次消毒、包扎，良好固定。
- ◆ 嘱患者去枕仰卧 4～6 小时，多饮水，以免术后低颅压头痛。
- ◆ 整理用物，记录脑脊液量、颜色、性质，将标本立即送化验。

【注意事项】

1. 严格遵守无菌操作规程。穿刺时避免引起微血管损伤。注射麻醉药时，注意回抽，防止刺入血管内，造成严重并发症。

2. 穿刺过程中应密切观察患者的呼吸、脉搏、面色等，如出现异常情况时，应立即停止操作，并作相应处理。

3. 穿刺术中流出的脑脊液若最初为较浓的鲜红色，越滴色越淡，则为穿刺外伤所致，可更换部位，重新穿刺或 5～7 天后再行穿刺。

4. 穿刺成功后，若感到颅内压推挤针芯向外时，则宜稍施阻力于针芯，待其缓缓外出，见有脑脊液外流，则固定针芯，切不可贸然拔出。

5. 鞘内给药时，应先放出等量脑脊液，然后再给予等量容积的药物注入，避免引起颅内压过高或过低性头痛。

6. 有躁动不安和不能合作者，可在镇静剂或基础麻醉下进行，需有专人辅助。

7. 穿刺后使患者去枕平卧 4～6 小时，颅压高者平卧 12～24 小时，继续观察患者情况及有无头痛、恶心、腰痛等反应。

8. 穿刺部位有化脓感染，禁止穿刺，以免引起蛛网膜下隙感染。

9. 颅压增高者，不宜做腰椎穿刺，以避免脑脊液动力学的突然改变，使颅腔与脊髓腔之间的压力不平衡，导致脑疝形成。

（三）动脉溶栓术的配合

【操作目的】

研究表明，急性脑梗死发病 6 小时行内动脉内溶栓，因介入溶栓的血管再通率提高、溶栓药物的用量少，可显著降低脑梗死的致残率和死亡率。

【适用对象】

适用于脑血管病综合征，临床考虑大血管闭塞可能，发病 6～8 小时以内，后循环梗死可延长至 12～24 小时，年龄 18～85 岁，美国国立卫生研究院卒中量表（NIHSS）评分4～33 分的患者。但是要排除最近 3 个月头部外伤、脑血管病、心肌梗死病史；排除最近 30 天消化道及泌尿道出血、进行外科手术、实质性脏器活检、内部脏器外伤或腰椎穿刺；排除最近 7 天曾行不可压迫部位的动脉穿刺等病史。

CT 需排除颅内肿瘤（小的脑膜瘤除外）、颅内出血、明显的占位效应伴中线结构移位，或超过大脑中动脉供血区 1/3 的低密度病灶或脑沟消失的患者。

【用物准备】

1. 介入材料：动脉鞘、导引导管、微导管、导丝、三通管、Y阀、电解可脱卸弹簧圈（GDC）、电解脱器、支架、高压注射器、连接管、常用物品、生理盐水、手术包、导管塑形用电热水壶、多功能监护仪、气管插管全套设备及麻醉机。

2. 药品准备：非离子造影剂、麻醉药品、甘露醇、肝素钠、鱼精蛋白、罂粟碱、尼莫地平、地塞米松。

【操作及护理配合步骤】

溶栓前
- ◆ 全面评估患者意识、神经功能缺损及日常生活能力，监测血压、心肺功能。
- ◆ 了解患者凝血功能、肝肾功能及血糖情况，有无药物过敏史。
- ◆ 向患者简要讲述治疗的目的、方法、安全性及注意事项，消除其思想顾虑。

溶栓中
- ◆ 打开手术包，协助医师消毒及铺好无菌台面，备肝素钠盐水，接压力输液装置，保持滴壶以下输液器无菌，反复检查气体是否排尽，将压力袋加压至300mmHg。
- ◆ 护士应熟悉并紧跟每一个操作步骤，准确无误地传递所需导管材料及物品，同时应严格无菌操作。
- ◆ 在插入微导管前，一般需要对微导管塑形，护士应加热电热水壶，以备随时备用。
- ◆ 在电解脱GDC时，当电解脱器上的指示灯显示已解脱时，勿立即关闭电容器，待医生确定解脱无误后方可关闭，以免出现解脱假象，导致GDC的游走。

溶栓中

- 术中全身肝素化：当放置动脉鞘成功后，护士应根据患者体重准确计算出首次肝素用量。首次用量为患者体重千克数的 2/3 的肝素毫克数，间隔 1 小时后注射首次剂量的一半，以后每 1 小时给予第 2 次剂量的一半维持。
- 准确记录肝素每次用的时间、剂量，掌握肝素半衰期，以备术中及时准确计算出体内肝素准确含量。
- 为预防术中导管导丝的操作而导致的脑血管痉挛，术中使用尼莫地平持续泵入 3～5ml/h，选用聚乙烯输液管避光输液。动脉溶栓应用尿激酶时要现用现配，溶解时针头斜面紧贴瓶壁，以免产生泡沫。
- 整个手术过程中，时刻检测患者瞳孔、神志、生命体征和血氧饱和度变化，特别是呼吸、血压的变化，注意呼吸的频率、节律、深度，呼吸维持在 14～16 次/分，血氧饱和度维持在 98%以上。
- 保持呼吸通畅，控制性降压。
- 观察患者下肢的颜色、温度、肢体活动等。
- 当患者处于全麻状态时，要密切注视 DSA 显示屏上的影像，一旦发现异常提醒医师及时处理。

溶栓后

- 术后予甘露醇脱水、扩容、自由基清除剂以及预防血栓形成的药物治疗。
- 注意观察患者神志、瞳孔、心率、血压、脉搏及肢体运动、语言功能等变化。

【注意事项】

1. 时间窗的选择：前循环梗死为 6～8 小时；后循环梗死可放宽至 12 小时，甚至 23～36 小时。总之，动脉内溶栓治疗应尽可能在脑梗死发病 6 小时以内进行，推荐应用于颈内或颅内的主要动脉闭塞，临床产生明显神经功能障碍者。脑动脉闭塞通常采用 Qureshi 分级（ACA—大脑前动脉，BA—基底动脉，ICA—颈内动脉，VA—椎动脉），见表 2－3。

表 2－3　动脉闭塞的 Qureshi 分级

0 级	未发现闭塞血管		
1 级	大脑中动脉闭塞	ACA 闭塞	BA/VA 分支闭塞
	M_3 段	A_2 或 A_2 段远端	
2 级	大脑中动脉闭塞	ACA 闭塞	BA/VA 分支闭塞
	M_2 段	A_1 或 A_2 段	
3 级	大脑中动脉的 M_1 段闭塞		
3A 级	豆纹动脉通畅和/或存在软脑膜侧支循环		
3B 级	豆纹动脉闭塞且无软脑膜侧支循环		
4 级	ICA 闭塞	BA 闭塞	
	存在侧支循环	部分灌注（不完全闭塞或通过侧支循环）	
4A 级	大脑中动脉侧支供应	顺行充盈（主要血流模式）	
4B 级	ACA 侧支供应	逆行充盈（主要血流模式）	
5 级	ICA 闭塞，无侧支循环	BA 完全闭塞	

2. 介入溶栓的并发症：介入溶栓除了介入操作本身的风险外，最主要的并发症是症状性脑出血和再灌注损伤。

（1）出血：所有溶栓药物均有产生出血的可能，包括脑内出血和脑外出血。影响药物疗效的主要为脑内出血。

(2) 再灌注损伤：缺血性脑组织在血流供应重新恢复后的短时间内，其神经损害体征和形态学改变往往会有所加重，形成脑缺血再灌注损伤，目前认为自由基级联反应是造成这种损害的重要原因。再灌注损伤引起的脑水肿可使颅内压升高，严重时可危及生命。因此介入溶栓的血管再通后应立即给予甘露醇脱水及自由基清除剂治疗。

3. 介入溶栓治疗的预后：动脉内溶栓适合于颅内大血管闭塞的再通。大脑中动脉近端闭塞动脉内溶栓再通率为70%。动脉内溶栓的另一优势是所需溶栓制剂的总量低，对全身出凝血功能的影响较小，这对一些存在出血倾向的患者较为安全。

介入溶栓的预后除了与溶栓后症状性脑出血直接相关外，还取决于闭塞血管供应区的侧支循环。动脉溶栓后血管再通并不意味着良好的临床预后，血流的恢复不代表功能的恢复；反之溶栓后尽管血管未能完全再通，但可能因溶栓后侧支循环形成而取得良好的临床疗效。此外，高龄是动脉内溶栓预后不佳的独立危险因素。

附：急性缺血性卒中动脉内溶栓治疗流程（图 2－8）

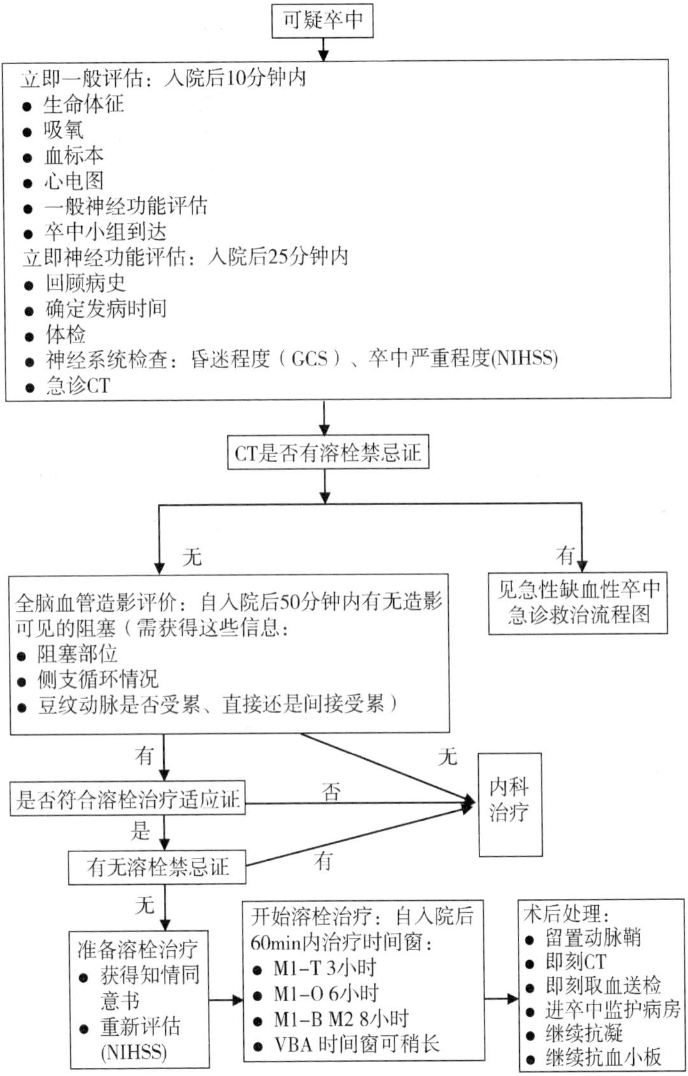

图 2－8　急性缺血性卒中动脉内溶栓治疗流程图

（四）静脉溶栓术的配合

【操作目的】

内源性血栓形成因子及纤维蛋白溶解因子之间的平衡紊乱是产生脑静脉血栓的病理生理基础。当血栓阻塞脑静脉或静脉窦时，脑静脉血液回流受阻，脑组织水肿，颅内压升高，同时可造成脑组织缺血、坏死。因颅内压高与脑缺氧之间的恶性循环机制的影响可造成症状的进一步加重。因此通过溶栓治疗及时去除静脉系统的阻塞，可改善脑静脉循环，应为脑静脉血栓的根本治疗之一。

【适用对象】

重症脑静脉血栓，出现颅内压增高、癫痫持续状态、精神异常或意识障碍，如没有积极适当的治疗，预后很差，死亡率在10%～50%。但也有患者虽经积极地降颅压对症等治疗，仍不能控制病情的发展，部分患者经抗凝治疗亦无好转，在这些情况下应考虑溶栓治疗的可能性。

【用物准备】

静脉输液用物、静脉溶栓剂、微量泵、心电监护仪、急救器械及药品、血标本容器。

【操作及护理配合步骤】

溶栓前：
- ◆ 心理护理：患者发病快，存在紧张和恐惧的心理，应予其精神安慰和心理支持，增加其安全感。
- ◆ 指导患者和家属，使他们对药物的使用目的和可能发生的不良反应有所了解，能主动配合治疗。
- ◆ 对患者应做好心电、血压监护，协助医生记录全导联心电图作前后对照。
- ◆ 正确采取血标本，采取内容有：血液分析、血型、电解质、凝血4项等。
- ◆ 备好急救器械及药物，必要时遵医嘱备血。

溶栓前
- ◆ 开通 3 个静脉通道：输溶栓剂、输常规用药及急救时用药，溶栓后采取血标本（不应与输液管道同侧），3 个通道均用静脉留置针，溶栓后一般不做静脉穿刺。

溶栓中
- ◆ 正确执行医嘱：溶栓剂应使用微量输液泵控制速度。根据医嘱首先予肝素 5000U 静推，同时予 rt - PA 15mg 静推后再予 0.75mg/kg（不超过 50mg）静推，30 分钟推完；随后予 0.5mg/kg（不超过 35mg）静推，60 分钟推完。rt-PA 输注完毕后应用肝素每小时 700～1000U，静脉滴注 48 小时。
- ◆ 密切观察病情变化：注意血压、心率和心律变化，进行连续心电图监测，溶栓剂开始注入前及注入过程每隔半小时做全导联心电图，直到溶栓后 3 小时；同时注意有无出血现象或其他不良反应发生。

溶栓后
- ◆ 溶栓治疗后根据医生医嘱给予适当的抗凝治疗。
- ◆ 注意观察患者神志、瞳孔、心率、血压、脉搏及肢体运动、语言功能等变化。

【注意事项】

1. 严格掌握适应证和禁忌证。

(1) 适应证：①进行性颅内压增高伴神经功能缺失；②CT、MRI 支持脑静脉血栓形成的诊断，DSA 确诊；③近期无外科手术史；④无出血倾向。

(2) 禁忌证：①凡有出血性疾病或出血倾向者均不宜使用；②双侧颈内静脉完全闭塞，导管难以到位；③静脉血栓形成超过 1 个月，内科保守治疗后症状好转；④儿童患者有明显侧支循环建立。

2. 溶栓前准备：查血小板、血常规、出凝血时间、血型、纤维蛋白原、尿常规等。

3. 溶栓治疗期间，除注意凝血时间、纤维蛋白原变化外，应重视生命体征的变化，有无出血倾向，如皮肤、消化道、呼吸道、泌尿道、鼻腔等出血情况。同时要注意有无头痛、呕吐、意识障碍、腹痛等现象。如提示有出血情况，应立即停用有关的药物。如有进行性出血现象，应立即给予药物治疗。

（五）血管内热交换降温术的配合

【操作目的】

使体温处于可控性的低温状态，从而使患者中枢神经系统处于抑制状态，对外界及各种病理性刺激的反应减弱，对机体特别是神经系统有很好的保护作用；降低脑组织氧耗量，保护血-脑屏障，减轻脑水肿，促进缺血-再灌注后期蛋白质的合成，促进神经功能恢复。

【适用对象】

适用于中枢性高热、急性缺血性脑损伤、脑外伤的辅助治疗及心搏停止、中暑的患者。

【用物准备】

监护仪、生理盐水、血管内降温治疗仪（CoolGard3000温度控制系统）、系列 Icy 导管、导管穿刺用物（安尔碘、棉签、无菌手套、缝合包、贴膜）、膀胱体温传感器、导尿包、引流袋。

【操作及护理配合步骤】

降温前：
- ◆ 对患者或家属进行血管内热交换降温技术告知。
- ◆ 评估患者诊断、年龄、意识状态、生命体征、体温、凝血功能、胃肠营养状态及皮肤情况。
- ◆ 评估病房环境，保持室内空气新鲜清洁，净化室内空气，室温控制在 18～25℃之间，相对湿度在55%～60%。
- ◆ 了解患者用药情况。
- ◆ 嘱患者保持平卧位，股静脉穿刺点周围皮肤备皮。

降温中

- 心电监护监测患者生命体征，并记录。
- 协助医生为患者摆好穿刺体位。
- 根据患者情况协助医生开放气道，准备呼吸机。
- 降温仪开机前准备及开机自检（连接至患者之前20分钟就应开始对系统进行预冷，以保证获得最好的降温效果）。
- 装配启动套件并连接500ml盐水，排气。
- 护士使用无菌技术进行导尿，置入患者膀胱内的温度探头以测定核心温度，并将温度感应插头插入降温仪。
- 确认设备，协助医生按中心静脉插管的方法为患者置入Icy导管：①使用标准经皮穿刺技术获得股静脉通路：协助医生进行股静脉置管穿刺部位的消毒，局部铺孔巾，并保持无菌环境；②置管后立即协助医生用X线确认导管位置，导管应位于下腔静脉，远端平行于腔静脉壁；③医生将导管缝合固定，贴敷敷料以保证穿刺部位无菌，护士记录患者穿刺部位外的导管近端厘米刻度并经常观察，以检查导管是否移位。
- 将Icy导管的两个绿色接头（“In”和“Out”）与启动套件软管的两个接口进行相应连接。
- 运行降温仪开始对患者进行降温，降温过程中密切监测患者生命体征、体温，选择适宜的降温速度，观察各系统有无不良反应发生并记录。

降温后
- ◆ 降温治疗结束后复温至36.5℃，复温过程历时12小时。
- ◆ 治疗结束，关机后撤出导管：①断开启动套件与导管的连接。保持导管“In”和“Out”接头开放，使管路中的剩余盐水排出。随着导管撤出，球囊即可缩回。②患者仰卧位，揭除敷料，拆除缝合线。小心撤出导管。③导管撤出后，用不透气敷料或凡士林油纱加压包扎缝合部位。④拔除导尿管，如病情需要可更换为普通导尿管。
- ◆ 监测患者意识状态、生命体征、各系统功能。

【注意事项】

1. 体温的监测对于降温治疗尤为重要。本治疗使用的Foley膀胱体温传感器，治疗前为患者置入温度监测探头，并将随机连线与主机相连。治疗期间保持导尿管的妥善放置，勿使导尿管打折、牵拉，保持温度监测探头与主机连线连接牢固，使降温仪能实时准确地监测患者体温。

2. Icy导管的日常护理：置管期间保持管路的通畅，固定牢固，定期更换敷料，观察穿刺点有无渗血、渗液，穿刺点及其周围皮肤有无异常。禁止使用置管输注甘露醇等低温易结晶药液。

3. Icy导管应使用标准经皮穿刺技术获得股静脉通路，置管后立即用X线确认导管位置，导管应位于下腔静脉，远端平行于腔静脉壁。

4. 每半小时记录一次患者的体温，并随时对降温速度进行调整，以保证降温效果。

5. 亚低温治疗期间严密观察肢端循环及面色，若患者出现面色苍白、肢端发绀，提示微循环障碍，应加强保暖措施。

6. 亚低温治疗期间皮肤血管收缩，末梢循环差，抗压力降低，易并发压疮，保持床单干燥、平整，活动肢体，做好皮肤护理，每2小时翻身一次，骶尾部、足部使用海绵垫保护，必要时使用气垫床。

7. 由于在治疗期间血管内降温系统内循环的冷却盐水温度较低，留置于体外的部分 Icy 导管直接与皮肤接触容易对局部皮肤造成冻伤，因此可以将体外部分 Icy 导管用无菌小巾包裹，防止冻伤的发生。

8. 低温使胃肠道蠕动减慢，胃肠平滑肌张力下降，肠鸣音减弱或消失，排空延迟。应密切监测胃肠功能变化。

9. 实施亚低温治疗时，为了减少寒战，往往应用镇静药或麻醉药以及肌松药等此类药物使呼吸受到抑制，呼吸次数和气体交换功能均下降。使用肌松药的同时需要进行气管插管和机械通气。因此，要监测呼吸、血氧饱和度变化，保持呼吸道通畅，重视人工气道的湿化。

10. 低温下易发生血小板减少，引起凝血障碍。应观察创面和导管插入部位是否渗血和出血，观察全身皮肤有无出血点；在进行肌内注射或静脉注射时，观察有无凝血障碍情况。

（六）呼吸机使用技术的配合

【操作目的】

1. 维持适当通气量，使通气量满足机体要求。
2. 改善气体交换功能，维持有效的气体交换。
3. 减少呼吸肌做功。
4. 肺内雾化吸入治疗。

【适用对象】

1. 具有以下临床指征的患者：①经积极治疗后病情仍积极恶化者；②意识障碍者；③呼吸节律异常，自主呼吸微弱或消失者；④自主呼吸频率大于正常的 3 倍或者小于 1/3 者；⑤自主潮气量小于正常的 1/3 者。

2. 血气分析结果符合以下指标者：① PaO_2＜正常值的 1/3，尤其是充分吸氧后仍小于 50mmHg，急性呼吸衰竭时 $PaCO_2$＞55mmHg，慢性呼吸衰竭 $PaCO_2$＞70～80mmHg；

②pH 值<7.20～7.25。

【用物准备】

呼吸机、呼吸机管路、模拟肺、无菌蒸馏水、多功能插线板、湿化器、滤纸、电源、中心氧气接口、听诊器、简易呼吸器、护理记录单。

【操作及护理配合步骤】

操作前
- ◆告知意识清楚的患者，取得配合。
- ◆严密监测意识、瞳孔、生命体征变化及血氧分压变化。
- ◆配合医生建立人工气道（气管插管、气管切开）。

操作中
- ◆将备用状态的呼吸机推至患者床旁，连接好主机、中心压缩空气、氧气、湿化及雾化器、呼吸机外管路、管路支架的固定等装置。呼吸机管道按照送气、呼气的顺序连接好后，放于呼吸机的支架上，检查湿化罐的水位。
- ◆再次使用前进行检查的内容：呼吸机安装是否正确，电源、气源是否连接，检查流量传感器与氧电池、呼吸机管路的连接是否正确，有无漏气。
- ◆打开机器电源、湿化器开关，等待机器自检通过，用模拟肺检查呼吸机工作是否正常，有无管道漏气。
- ◆通知医生调节呼吸机参数：通气模式、潮气量、呼吸频率、吸入氧浓度、呼气末正压（PEEP）触发灵敏度等。
- ◆取下模拟肺，将呼吸机与患者的人工气道相连接。
- ◆听诊两肺呼吸音，检查通气效果，检测相关参数，记录相关参数。

操作后
- ◆ 告知意识清楚的患者，取得配合，躁动患者进行保护性约束。
- ◆ 严密观察呼吸机的运转情况。
- ◆ 严密监测意识、瞳孔、生命体征变化及血氧分压变化。
- ◆ 动态监测患者应用呼吸机过程中的护理与管理，定期更换呼吸机管路，及时处理报警信息。

【注意事项】

1. 呼吸机管路连接要正确。

2. 开关呼吸机顺序正确。

3. 使用呼吸机期间，患者床旁应备有简易呼吸器、吸引器、吸氧装置，并且性能良好。

4. 使用呼吸机期间，应严密观察患者生命体征的变化，加强气道的管理，保持呼吸道通畅，遵医嘱定时做血气分析，根据结果调整呼吸机各参数，防止机械通气并发症的发生。

5. 定时翻身、叩背、吸痰（吸痰前给予纯氧吸入 2 分钟），保持呼吸道通畅，保持湿化罐内液体温度适宜，以保证气道湿化。

6. 及时正确处理呼吸机报警。首先检查患者氧合和通气状况，异常报警及时通知医生，无法处理的报警应将患者与呼吸机脱离，应用简易呼吸器进行手动通气。视情况更换呼吸机。

7. 加强呼吸机的管理

（1）调节呼吸机支架或给患者翻身时，应妥善固定好人工气道，防止因管路牵拉造成气管插管或气管套管脱出，导致患者窒息。

（2）长期使用呼吸机的患者，应每日更换湿化液，每周更换呼吸机管路及湿化罐一次。

（3）呼吸机上的过滤网应每天用清水洗净表面的尘埃，甩干，放回原位。

（4）及时添加湿化罐内的蒸馏水，使之保持在所需刻度处；保持集水罐在管路的最低位并及时倾倒集水杯和管路内的冷凝水。

（七）呼吸肌泵衰竭患者呼吸机撤离技术的配合

【操作目的】

1. 通过循序渐进的方法进行缓慢脱机治疗。

2. 锻炼患者呼吸驱动力的逐渐增加，达到最终脱管撤机的目的。

【呼吸机撤离的指征】

1. 导致呼吸衰竭的原发病已基本痊愈或受到控制，病情稳定。

2. 呼吸驱动力正常。

3. 氧合状态稳定，氧合指数 $PaO_2/FiO_2 \geqslant 300$，$PEEP \leqslant 5 \sim 8cmH_2O$，$FiO_2 < 0.4 \sim 0.5$；$pH \geqslant 7.25$；慢性阻塞性肺病患者 $PaO_2 > 50mmHg$，$FiO_2 < 0.35$。

4. 循环稳定，无需或仅需少量的正性肌力药物。

5. 患者神志清醒，有自主呼吸能力，肺部感染控制，痰液量逐步减少，并能咳嗽排痰。

【适用对象】

神经肌肉病变患者：吉兰-巴雷综合征、重症肌无力等患者。

【用物准备】

吸氧及吸痰装置、简易呼吸器、监护仪、急救用物等。

【操作及护理配合步骤】

撤机前：
- ◆ 评估患者是否符合脱机指征。遵医嘱给予患者采取脱机措施。
- ◆ 对患者进行耐心细致的解释工作及心理指导，消除其紧张、恐惧心理。
- ◆ 准备好吸氧及吸痰装置，给予充分吸痰，保持患者气道通畅。
- ◆ 备好简易呼吸器。

撤机中

- ◆ 护理人员守护在患者床旁，指导患者正确的呼吸方法。
- ◆ 配合医生撤去呼吸机，调至待机状态。
- ◆ 严密观察患者生命体征及血氧分压变化。
- ◆ 观察患者的呼吸状态以及呼吸的幅度，同时监测患者血氧饱和度变化。
- ◆ 根据患者的呼吸驱动力，进行循序渐进的脱机治疗，即脱机时要在日间，并从每日 2 小时开始，逐渐递增，同时观察患者的胸腹部呼吸幅度的变化。
- ◆ 当患者有正常胸腹部运动，同时患者的一般状况较好时，可试脱机 24 小时，一般超过 72 小时不给予呼吸机应用，即可给予撤机。
- ◆ 脱机前后半小时测动脉血气，如血气分析显示 $PO_2 < 60mmHg$、$PCO_2 > 45mmHg$，及 $SPO_2 < 95\%$时，可重新使用呼吸机。
- ◆ 遵医嘱调节氧流量并给予患者持续氧气吸入。

撤机后

- ◆ 护士应严密观察患者的呼吸及血氧变化有无异常。
- ◆ 先关湿化器开关、呼吸机显示器和主机开关，再关氧气，最后切断电源；记录时间。
- ◆ 确认患者短时间内不再需要使用呼吸机后，消毒液擦拭呼吸机；分离呼吸机管道、湿化罐，倒去湿化罐内湿化液，去除滤纸，将呼吸机外管路送至呼吸机管理中心进行消毒。
- ◆ 给予较为合理的营养支持。
- ◆ 认真、及时、准确地做好记录。
- ◆ 患者成功撤机后，需要做好封管、拔管的准备。

【注意事项】

1. 逐渐降低呼吸机的呼吸频率、给氧浓度。

2. PEEP 逐渐降至 3～4cmH_2O，将间歇正压通气(IPPV)改为间歇指令通气（IMV）/同步间歇指令通气（SIMV）或压力支持。

3. 逐渐降低间歇指令通气的支持压力，最后过渡到持续正压通气（CPAP）或完全撤离呼吸机。

4. 等持续正压通气适应 24 小时后再开始逐渐脱机。

5. 脱机时护士应严密观察患者的呼吸频率及胸腹部呼吸的动力、血氧有无异常。

6. 连续两个白天患者能自己呼吸，才考虑夜间停机，不可操之过急，以免前功尽弃。

7. 如患者心率较前明显增加，血压波动不稳，鼻翼扇动、发绀、烦躁不安等，应立即给予接呼吸机辅助呼吸以避免呼吸肌群过度疲劳导致呼吸衰竭。

8. 脱离呼吸机后患者情况良好，可考虑拔除插管。

（八）血流动力学监测（PiCCO）技术的配合

【操作目的】

1. 经肺热稀释法可以测量：心排血量（CO)、心功能指数（CFI)、胸腔内血液容积（ITBV)、全心舒张末期容积(GEDV)、血管外肺水（EVLW)、肺血管通透性（PVPI)以及全心射血分数（GEF)。

2. 通过经肺热稀释法对动脉脉搏轮廓法进行初次校正后，即可以连续监测：连续心排血量（PCCO)、心率(HR)、每搏输出量（SV)、脉搏变异（PPV)、每搏量变异(SVV)、动脉压（AP)、全身血管阻力（SVR)、动脉压最大斜率（dPmax)、主动脉压力（MAP、APsys、APdia)。

【适用对象】

适用于需要监测心血管和循环容量的患者。例如在外科、内科、心脏科和烧伤科特殊监护病房中的患者，其他特殊监护病房中需要进行心血管监护的患者，以及被施行较大手术而需要进行心血管方面监护的患者。

【用物准备】

1. 置管前用物准备：1 副无菌中心静脉留置导管（双腔），1 套 PiCCO 套件（包括 1 个温度传感器、1 根带有动脉压力测量腔的热稀释导管），2 套换能器以及相应的监护仪模块和 PiCCO 导线，无菌肝素盐水（肝素 50mg 加入生理盐水 250ml 中）或无菌生理盐水，加压输液装置，穿刺消毒物品，抢救物品和药品。

2. 监测前校标物品准备：8 ℃以下的无菌生理盐水 100ml，20ml 无菌注射器 1 个。

3. 拔管前的准备：弯盘、纱布、消毒物品、缝合包等物品。

【操作及护理配合步骤】

- 置管
  - 置管前
    - ◆ 向患者或家属进行 PiCCO 监测的告知。
    - ◆ 建立静脉通路；连接心电监护仪。
    - ◆ 躁动患者按医嘱用镇静剂。
    - ◆ 评估穿刺部位局部皮肤情况、血管情况。
  - 置管中
    - ◆ 患者取去枕平卧位，头侧向穿刺对侧；局部麻醉下经右颈内静脉或锁骨下静脉穿刺行中心静脉置管（置管过程由医生完成，护士配合医生完成置管操作）。
  - 置管后
    - ◆ 置管完成后，中心静脉导管主腔接三通管后分别接温度传感器测温度和接换能器测压力；股动脉穿刺成功后置入双腔股动脉热稀释导管，一腔连接带 PiCCO 模块的监护仪测量动脉血温度，另一腔接换能器测量动脉压。
    - ◆ 根据患者皮肤情况，选择敷料给予管路固定。

监测

观察

- 密切观察生命体征的变化、意识、血氧饱和度。
- 观察患者的病情、心电图有无异常。
- 观察监视屏上各种数值及股动脉压力波形变化。

定标

- 换能器调零：股动脉换能器和中心静脉换能器分别调零；为提高中心静脉压和动脉压力监测的准确性，减少因体位、输液、抽血等因素的干扰，监测过程一般每隔 6～8h 调零。调零方法：将换能器平患者腋中线第 4 肋，与大气相通，按监护仪调零键，直至数值为零，再转三通开关使换能器与各导管相通，调零完成。可持续监测动脉血压和中心静脉压。
- PiCCO 定标：PiCCO 定标即心排血量定标。经中心静脉内匀速注射＜ 8℃生理盐水，注射时间＜4 秒（注入盐水的量应根据监护仪提示注入），动脉导管尖端的热敏电阻测量温度下降的变化曲线，通过分析热稀释曲线，使用 Stewart-Hamilton 公式计算得出心排血量。重复上述操作 3 次取平均值。PiCCO 定标需双人配合，一人操作监护仪，一人注水，具体操作如下：按监护仪上的心排血量测定键，待屏幕左下角显示“基线稳定，可以注射”，注水者即注水，等待片刻，监护仪屏幕左下角又会出现“基线稳定，可以注射”，注水者再次注水，重复 3 次，取 3 次测量值，按计算键，监护仪即进行血流动力学计算，最后监护仪会显示血流动力学测量值。
- 记录 PiCCO 监测参数记录单。
- 参数监测：通过综合监测数值，结合临床分析患者的血容量和心功能，结合指导补液速度和顺序，调节血管活性药物、利尿剂，减轻机体组织缺血、低氧，保证氧供，降低氧耗。

- 拔管
  - 拔管时机
    - ◆ 在患者病情稳定，完成检查和治疗目的后，及时拔除导管，病情垂危提示医师拔出导管。
    - ◆ 观察并记录四肢皮温变化及足背动脉搏动情况，每日测量双下肢腿围，观察置管侧下肢有无肿胀、静脉回流受阻等下肢静脉栓塞的表现，发现异常，立即拔除导管。
  - 拔管过程
    - ◆ 评估病情，是否需要继续监测，PiCCO 置管时间一般不超过 10 天。
    - ◆ 将拔管物品携至患者床旁，向患者解释并告知。
    - ◆ 撤除导管前停用肝素 2 小时以上。
    - ◆ 配合医生进行拔管。
  - 拔管之后
    - ◆ 观察穿刺点是否干燥，有无渗血。
    - ◆ 在动脉穿刺点按压 15～30 分钟，并加压包扎，可用 1.0～1.5kg 沙袋压 6～8 小时。
    - ◆ 观察足背动脉搏动情况，肢端皮肤色泽、温度。

【注意事项】

1. 导管护理

（1）监测期间应用加压袋，压力保持 300mmHg。持续给予生理盐水冲洗管道，保持管道通畅。保持管道无空气，对已经堵塞的管道，不能推注冲洗，应立即通知医生并更换管道。

（2）每周更换敷料，妥善固定导管。

（3）预防动脉及中心静脉导管感染，穿刺点每周换药一次，观察插管周围有无红肿、渗血、分泌物等现象，发现问题及时对症治疗。保持穿刺部位清洁干燥，每次测试时严格无菌操作。若患者出现高热、寒战等表现，应立即拔除导管，并做导管血培养及外周血培养。

（4）常采用双腔中心静脉导管，一孔专供 PiCCO 监测，另一孔供输入液体。

（5）随时观察并妥善安置导管位置，防止诸多导线盘根错节，避免意外拔出心排血量导管。翻身、卫生擦浴时注意导管位置。严密观察导管情况，做好各种导管的护理。避免导管脱开、漏血、空气栓塞。

2. PiCCO 定标

（1）定标时机

①当病情有变化时。

②当机械通气患者通气没有变化而 SVV 增加超过 10%时。

③当全身血管阻力变化超过 20%。

④如无异常每 8 小时一次。

（2）注入中心静脉的盐水量根据患者的体重和胸腔内液体量选择，4 秒内匀速输入，当注入低温生理盐水时注意观察是否有心律失常变化，注射完毕立即关闭三通开关；病情稳定后 PiCCO 定标每 8 小时一次，避免频繁测定，以防增加心脏负荷；测量过程勿触摸中心静脉的温度传感器和导管，避免手温影响测量准确性；避免从中心静脉注入血管活性药。

3. 及时了解中心静脉压和 PiCCO 的测量结果，遵医嘱快速补液。严格记录 24 小时出入量、每小时尿量及尿比重。

4. 穿刺肢体护理

（1）术侧肢体保持适当制动，必要时予约束带约束或药物镇静。

（2）密切观察穿刺侧肢体温度及颜色、足背动脉搏动情况，预防下肢血栓形成。

（3）必要时应用多普勒血管超声仪测试穿刺侧下肢动脉血流及搏动情况。

5. 保证 PiCCO 测量值的准确性

（1）每次测压前调整零点，中心静脉压力换能器在调整零点时置于腋中线第 4 肋间或右心房水平。

（2）因为咳嗽、呕吐、躁动和体位变化均会影响测压值的准确，所以应在患者安静 15 分钟后再进行测压。

（3）在应用热稀释法测定心排血量时，注入低温生理盐水要快速均匀（＜4 秒），量要准确，并重复测定 3 次，取其均值，以避免误差。

（4）避免频繁测定，以防增加心脏负荷。

（5）测量过程勿触摸中心静脉的温度传感器和导管，避免手温影响测量准确性。

（九）脑电双频谱指数监测（BIS）技术的配合

【操作目的】

BIS 是脑电双频谱，一种数字量化的脑电，其值从 0～100。它综合了脑电图中频率、功率、位相、波谱等特性，包括了更多的原始脑电图信息，能准确反映大脑皮质功能状况及麻醉药效应，被公认为是评估意识状态、镇静深度最敏感、准确的客观指标。

【适用对象】

1. BIS 是在手术中评价催眠和镇静状态的一种可靠而且有效的方法。

2. 重症监护治疗病房（ICU）中存在意识障碍的患者，部分患者需要接受镇静治疗，以避免由疾病本身或是疼痛等因素导致的应激反应，而镇静过度和镇静不足均可导致一定的不良后果。

（1）机械通气时的镇静：BIS 可以优化镇静，更好地控制镇静剂的使用以避免使用肌松剂。有效的镇静可缩短机械通气时间、ICU 留治时间及总住院时间。

（2）药物诱导昏迷：在 ICU 中一般不用深度镇静，只有少数患者如肺不张、肺开放的患者才需要深度镇静。BIS

值可以确定维持药物诱导昏迷所需的镇静剂量。

(3) 肌松：镇静评分方法对这类患者无法评估，BIS为镇静深度提供了客观的测量方法；更多的信息确保了合适的药物剂量和所需要的药物种类；医师可以确保患者不会有明确的回忆。

(4) 床旁护理：在程序中使用BIS能够明确麻醉剂的用量，避免镇静不足或镇静过度；通过优化镇静提高护理质量（清洁、整齐、舒适、安全、安静、无并发症）。避免患者躁动，减轻护理人员的负担。

(5) 临终关怀：镇静是临终关怀的重要组成部分，客观地检测患者的意识水平可减少患者的焦虑，确保家人和护理人员放心。

(6) 每日唤醒：近两年内提出的一种新的医疗手段，指对于重症监护的患者，每天停止镇静剂，判断患者神经系统以及呼吸功能。使用BIS能确切地知道什么时候患者已经达到了完全唤醒状态。

【用物准备】

1. 治疗盘：包括纱布（棉球）、酒精。

2. 监测用物：（飞利浦监护仪）BIS专用插件、BIS传感器。

3. 监测结束用物：纱布（棉签）、汽油（酒精）、清水、护肤霜。

【操作步骤】

监测前
- ◆ 告知患者监测的目的、操作过程，以及注意事项和需要的配合程度。向昏迷或镇静患者的家属解释。
- ◆ 评估患者病情、神志、配合程度。
- ◆ 评估患者前额部皮肤情况。
- ◆ 前额充分暴露，粘贴传感器位置无伤口。

监测中
- ◆ 核对：医嘱、患者床号、姓名、腕带、取平卧体位。
- ◆ 连接 BIS 监护插件于监护仪上，并激活插件。
- ◆ 用酒精纱布擦拭患者前额脱脂。将传感器按说明书要求位置粘贴于前额（图 2－9）；按压每个传感器周围以确保粘牢；用指尖按压传感器 5s。
- ◆ 连接传感器与监护仪插件并开始读数。
- ◆ 遵医嘱按时记录数值。

监测后
- ◆ 评估镇静药物达到满意的镇静效果，遵医嘱停止使用。
- ◆ 评估患者的皮肤情况，清醒患者嘱其如何配合。
- ◆ 摘除电极片，动作轻柔。
- ◆ 拔出监护仪上的插件。
- ◆ 观察患者额部皮肤情况，用酒精或汽油擦拭前额上的粘贴印。
- ◆ 适当涂抹护肤霜，保护皮肤。

【注意事项】

1. 粘贴传感器前应充分暴露前额，尽量避开有伤口的地方。

2. 粘贴前用酒精擦拭前额，如对酒精过敏可选择清水或肥皂水，主要目的是清洁前额上的油脂，便于粘贴牢固。

3. 为了避免电极脱落，位置贴好后 4 个电极均按压 5s，以使电极充分粘于皮肤上。

4. 在使用 BIS 监测麻醉深度时，要记住可以影响脑电图的那些因素，比如低电压脑电图（建议麻醉前开始使用 BIS 监护仪）。

5. 低体温、低血容量、低血压、低血糖、神经障碍可以改变脑电图，而 BIS 则可以很灵敏地采集到这些异常的脑电变化。

6. 对患者有刺激性的操作会对监测的数值有影响（如吸痰、叩背等），记录数值时应避免此类操作。

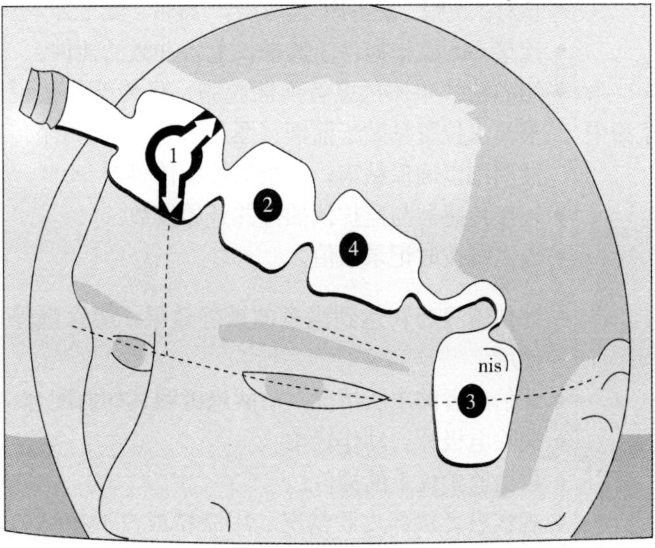

图 2-9 传感器粘贴部位

1. 将号码为 1 的电极片贴于前额正中鼻根上方 5cm
2. 将号码为 4 的电极片置于眉弓（眉毛）上方
3. 将号码为 3 的电极片贴于太阳穴（眼角发鬓连线）处

附：BIS 值说明

100 对正常声音有反应；清醒。

80 对大声喊叫或剧烈摇动或轻刺激有反应。

60 对外在事件有清晰回忆的可能性小，对口头刺激无反应；中度镇静。

40 深度催眠。

20 爆发性抑制。

0 无脑电信号。

注：分值越低预后越差。

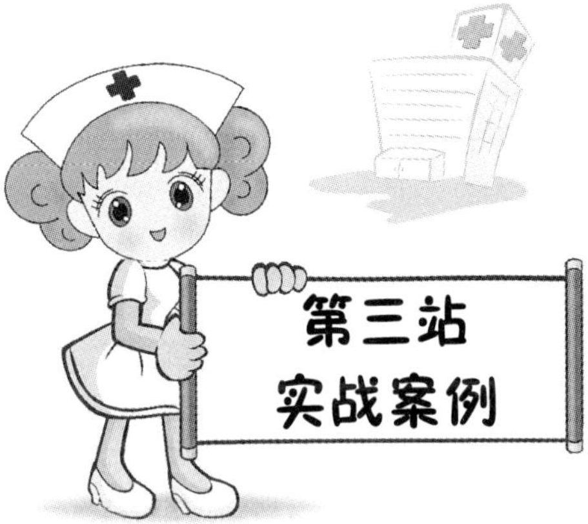

案例一：吉兰-巴雷综合征患者的护理

【病例介绍】

1. 入院原因：患者男性，38岁，于入院前两日无明显诱因出现双下肢无力，四肢不能活动且逐渐加重，尿潴留，伴吞咽困难、视物模糊。急诊以“四肢无力”收入院，既往发病前有上呼吸道感染病史1周。

2. 入院查体：体温37℃，脉搏110次/分，血压120/75mmHg，呼吸22次/分，神志清楚，偶有心慌、心动过速，心率最高达130次/分，有尿潴留、便秘等症状。查体：两侧胸锁乳突肌肌力差，两侧耸肩无力，双上肢肌力Ⅰ级，双下肢肌力Ⅱ级，四肢肌张力低，腱反射消失，无深浅感觉障碍。双肺呼吸音低，右下肺可闻及少量细小湿啰音及痰鸣音。

3. 实验室检查

（1）脑脊液常规及生化：蛋白质0.49g/L，细胞数3×10^6/L，呈蛋白-细胞分离现象。

（2）肌电图：双侧正中神经、尺神经、腓肠神经传导速度均减慢，双侧胫神经远端潜伏期延长。

（3）血气分析：pH值7.24，氧分压（PO_2）85mmHg，

二氧化碳分压（PCO_2）68mmHg。

4. 救治过程

（1）入院 4 小时：患者出现肌肉疼痛，表现为双侧腓肠肌酸胀痛，咀嚼肌无力，伸舌、张口费力，咽反射减弱，医疗诊断变更为“吉兰-巴雷综合征”。

（2）入院 30 小时后：患者病情急剧加重，咳嗽无力、胸闷、呼吸困难，血氧饱和度下降，自述有濒死感，立即给予气道吸引、面罩加压给氧、气管插管机械通气、静点丙种球蛋白、抗炎、营养支持等方法救治。呼吸机支持早期患者出现焦虑症状，给予沟通指导后，情绪逐渐好转。

（3）机械通气第 5 日：双眼睑闭合较入院前有力，四肢肌力远端好于近端，但反向呼吸仍然存在。

（4）机械通气第 7 日：行气管切开，继续给予机械通气支持，患者仍呼吸肌受累明显，胸片示左肺感染，加强了呼吸道管理。

（5）入院第 24 日后：病情逐渐好转，四肢肌力Ⅲ级，反向呼吸消失，自主呼吸频率小于 30 次/分，静息潮气量大于 300ml，血氧饱和度大于 95%。

（6）入院第 30 日：撤离呼吸机，给予气道湿化及氧疗。

（7）入院第 45～50 日：拔除气管套管，痊愈出院。

【相关疾病知识】

1. 何谓吉兰-巴雷综合征？

答：急性炎症性脱髓鞘性多发性神经病又称吉兰-巴雷综合征。主要损害多数脊神经根和周围神经，也常累及脑神经。目前病因不明，多数患者发病前以胃肠道、呼吸道感染为主，或有疫苗接种史。吉兰-巴雷综合征患者首发症状主要为对称性肢体无力和四肢末端麻木感，临床症状主要为四肢弛缓性瘫痪，吞咽困难，构音障碍，皮肤潮红、多汗，部分患者有手套、袜套样改变。1/3 的患者可出现不同程度的呼吸肌受累，而导致呼吸困难，需给予机械通气支持。

2. 吉兰-巴雷综合征的诊断要点有哪些?

答:(1) 脑脊液特征性改变为蛋白-细胞分离,即蛋白质含量增高而细胞数正常。起病初期蛋白质含量正常,病后3周最为明显,以后渐渐恢复正常。

(2) 起病急,发病前有上呼吸道感染史1周。

(3) 肌电图和神经传导速度测定:早期神经运动传导速度减慢,双侧胫神经远端潜伏期延长。

(4) 伴有或不伴有脑神经受累表现。

3. 吉兰-巴雷综合征的救治方法有哪些?

答:吉兰-巴雷综合征目前常见的治疗方法有两种:

(1) 病因治疗:给予静脉注射免疫球蛋白、血浆置换、皮质类固醇激素等治疗。

(2) 对症治疗和支持疗法:①保持呼吸道通畅,必要时给予气管切开和机械通气,预防和控制感染;②加强护理,防止并发症发生;③营养支持与功能锻炼。

4. 吉兰-巴雷综合征的救治效果如何?

答:所有类型的吉兰-巴雷综合征均为单相病程,90%～95%一般在4周内达到高峰,之后逐渐好转。85%患者可恢复正常或接近正常,一般无复发。2%～10%患者遗留肢体远端的无力。

5. 常见并发症的预测有哪些?

答:吉兰-巴雷综合征患者根据病情的轻重逐渐会出现多种并发症,因此预测并发症的发生是护理的关键。

(1) 出现四肢远端对称性无力,并向远端发展的首发症状时,常见肢体无力、麻木,应预防跌倒、碰伤、烫伤等不良事件的发生。

(2) 出现自近端开始向远端发展,可涉及躯干和脑神经,严重将累及肋间肌和膈肌,导致呼吸肌麻痹以及弛缓性瘫痪。此时常可有吞咽困难、误吸、窦性心动过速、呼吸形态改变、呼吸衰竭、压疮、恐惧与焦虑、肺部感染、肺不张等严重并发症。

(3) 病情超过4周逐渐恢复时，可见肢体远端肌肉萎缩、气道湿化不足、咳嗽无力、呼吸机撤离困难等并发症。

【相关护理知识】

1. 急性期护理

症状及问题	护理原则	护理措施
◆ 病情急剧加重，四肢肌力Ⅰ级，咳嗽无力、胸闷、呼吸困难；血氧饱和度下降，有反向呼吸；血气分析示 pH>7 ◆ PO_2 85mmHg，PCO_2 68mmHg ◆ 导致呼吸衰竭	保持气道通畅，维持正常的呼吸功能，及时、迅速建立有效的呼吸支持手段	◆ 观察呼吸的频率、幅度、形态变化，有无胸闷、气短、呼吸困难，监测生命体征，观察血气分析有无异常 ◆ 改善缺氧状态：根据患者的呼吸状况给予吸氧，必要时给予面罩加压给氧、气管插管、呼吸机辅助呼吸 ◆ 监测患者机械通气后的呼吸、血气分析以及患者的神志、生命体征的变化
心慌，心动过速，心率达130次/分，出汗多，泪液分泌多（自主神经功能障碍）	保障患者生命体征的稳定，及时观察患者的心率、节律的改变，并给予针对性处理	◆ 监测生命体征，4小时一次，注意心率及血压变化，必要时遵医嘱给药 ◆ 详细记录出入量，及时补充营养及水分，防止电解质紊乱 ◆ 患者多汗，注意加强晨晚间护理，保障皮肤的清洁。泪液分泌增多时注意局部用油纱布保护或遵医嘱给予眼药膏
咳嗽无力，双肺呼吸音低，右下肺可闻及少量细小湿啰音及痰鸣音（肺部感染）	预防感染，给予各种措施，减少患者肺部感染的发生	◆ 做好呼吸机应用的管理：呼吸机管路每周更换一次，冷凝水随时倾倒在含氯的消毒液内，正确给予使用呼吸机的患者气道吸引

续表

症状及问题	护理原则	护理措施
		◆ 评估患者的痰液性质、量以及黏稠度，定期做好痰培养，随时给予患者翻身、叩背，保持气道湿化，必要时给予体位引流
◆ 吞咽困难，咀嚼肌无力，伸舌、张口费力，咽反射减弱 ◆ 易导致误吸	保证喂养安全，防止误吸的发生	◆ 给予管饲喂养，根据患者的营养状态选择营养液 ◆ 管饲喂养过程中至结束后30分钟内需摇高床头20～30cm，每4小时抽吸胃内残留物一次，观察喂养管的位置 ◆ 气道吸引前应停止喂养，防止患者由于气道刺激诱发呕吐，引起误吸 ◆ 应用营养泵给予持续泵入

2. 治疗期护理

症状及问题	护理原则	护理措施
尿潴留，便秘（自主神经功能障碍）	早期解除患者的排尿与排便的障碍	◆ 给予留置导尿，定期更换并随着病情的好转，观察患者自行排尿情况，早期及时拔管 ◆ 做好留置导尿的护理，给予抗反流引流袋的应用，减少感染的发生 ◆ 便秘时应规律性给予缓泻剂或润肠剂，保障患者排泄正常

续表

症状及问题	护理原则	护理措施
肌肉疼痛，表现为双侧腓肠肌酸胀痛，四肢肌张力低，不能活动，腱反射消失（失用综合征）	早期给予康复治疗，减少失用综合征的发生	◆ 给予良肢位的摆放与护理 ◆ 早期给予床边被动功能锻炼 ◆ 勤翻身、更换卧位，必要时给予疼痛肌肉的按摩
患者给予气管插管时，伴有濒死感，应用机械通气早期患者出现整日不敢睡眠，并伴有无助感（心理障碍）	做好心理支持，持续保证患者在发病过程中积极配合、心情舒畅不发生焦虑、抑郁等症状	◆ 根据患者的病情变化，做好患者不同状态的心理护理，即人工气道建立前、呼吸机应用时以及不断脱机过程中 ◆ 给患者讲解相同疾病成功案例的过程 ◆ 通过使用提示卡、让录音播放等方法，让家属也给予相应的支持，使神志始终清楚的患者感到亲情的关爱
压疮、呼吸机相关性肺炎、下肢深静脉血栓等（潜在并发症）	给予针对性护理，减少并发症发生	◆ 预防性给予压疮的护理：应用气垫床，定时翻身、叩背，使用水囊减少局部的压迫 ◆ 给予振动排痰仪的应用，做好气道吸引，减少呼吸机相关性肺炎的发生 ◆ 给予弹力袜以及被动的肌肉运动，防止下肢深静脉血栓形成

3. 恢复期护理

症状及问题	护理原则	护理措施
患者四肢肌力恢复到Ⅲ级，自主呼吸恢复	根据患者病情恢复程度，适当锻炼患者自理能力	◆ 嘱患者每日进行循序渐进的肢体活动，提高患者四肢的肌力

续表

症状及问题	护理原则	护理措施
		◆ 尽早做床上主动、被动训练，从协助到训练患者洗漱、更衣、进食、如厕等自理内容
	做好气道管理，监测撤机的效果，循序渐进地进行撤机治疗。促进患者自主呼吸	◆ 撤机时要逐渐撤离，可从日间撤离开始，撤机当日应有医护人员进行监护，时间应从1～2小时开始撤离，每日增加撤离时间 ◆ 观察患者撤机后的血氧状态、生命体征的变化。尤其注意观察患者有无多汗、心率快等异常情况，防止自主神经紊乱导致心搏骤停

案例二：缺血性脑血管疾病患者的护理

【病例介绍】

1. 入院原因：患者男性，66岁，于入院前2小时无明显诱因安静状态下突然出现右手持物不能，右上肢抬举无力，行走时右下肢拖地，伴有右侧肢体麻木，言语笨拙，讲话费力，但能听懂他人言语等症状，并进行性加重，无头痛、头晕、恶心、呕吐症状，门诊以“脑血栓”收入病房。

2. 既往病史：高血压病史5年，不规律服药，血压控制不理想，最高可达180/105mmHg。糖尿病病史2年，未规律服药及监测血糖。

3. 入院查体：体温36.5℃，脉搏77次/分，呼吸频率17次/分，血压170/100mmHg。神志清楚，不完全运动性失语，记忆力、计算力及定向力均正常。双眼右侧同向性偏盲，双眼球活动自如，无眼震及复视。双侧瞳孔等大、等圆，直径3.0mm，对光反射灵敏，无面部感觉灵敏，咽反射存在。右侧上下肢肌力Ⅱ级，左侧Ⅴ级，右侧肢体肌张力低，右侧共济运动不能完成，右侧偏身深感觉减退，右侧 Babinski 征阳性。

4. 影像学检查：头颅 CT 未见异常，经颅多普勒示左侧大脑中动脉血流速度增快，全脑血管造影示左侧颈内动脉起始部闭塞。

5. 救治过程

(1) 因患者急性起病，发病在 2 小时内，给予了溶栓治疗，并且密切观察生命体征与全身出血情况。

(2) 溶栓后未出现出血，即给予了口服阿司匹林 300mg/d，连续服用 10 天。

(3) 溶栓后患者肌力恢复至Ⅳ级，失语改善。

(4) 住院 14 日经系统治疗与护理，患者偏瘫、失语有所改善，血压、血糖控制在正常范围。

(5) 出院后继续服用阿司匹林 100mg/d，控制并监测血压、血糖，定期随诊。

【相关疾病知识】

1. 何谓缺血性脑血管病?

答：缺血性脑血管病指由于脑部血液供应障碍导致脑组织发生缺血、缺氧性变性或死亡，且出现相应的神经功能受损的表现。大部分患者均为急性起病，神经功能缺损症状持续 24 小时以上。

2. 缺血性脑血管病的诊断要点有哪些?

答：(1) 中老年患者。

(2) 有脑血管病的相关危险因素病史。

(3) 发病前可有短暂性脑缺血发作；安静休息时发病较多，常在睡醒后出现症状。

(4) 迅速出现局灶性神经功能缺失症状，并持续 24 小时以上，症状可在数小时或数日逐渐加重；多数患者意识清楚，但有偏瘫、失语等神经系统局灶体征明显。

(5) 头颅 CT 早期正常，24～48 小时后出现低密度灶。

3. 目前救治方法有哪些?

答：首先是溶栓治疗，对经过严格选择的发病 3 小时内的急性缺血性脑卒中患者应积极采取静脉溶栓治疗，发病时间在6小时之内可采用动脉溶栓治疗。其次是降纤治疗，脑梗死早期特别是12小时以内可选用降纤治疗。还有抗凝治疗、抗血小板聚集、神经保护剂、中药治疗、外科治疗等方案。

4. 救治效果如何?

答：救治效果与多种因素有关：高龄、梗死面积大、基底动脉血栓、意识障碍重、有并发症等预后差，病死率约为10%，致残率为50%以上。存活者中40%以上可复发，且复发频次越多，病死灶越多，致残率越高。

5. 并发症如何预测与预防?

答：患者由于中老年急性起病，在发病过程中会出现一系列并发症，因此应做好预见性护理，以减少患者的残障率及死亡率：

(1) 急性起病，会出现偏瘫、偏盲、偏身感觉障碍，易导致患者不能自理。

(2) 失语：由于不能沟通患者易出现烦躁不安、情绪激动，使原发病加重。

(3) 根据发病的位置不同，患者疾病会出现多种变化，如脑桥梗死、延髓梗死，易导致吞咽困难、呼吸困难、意识障碍加重等并发症，因此可从患者发病部位来预测患者容易出现的并发症。

(4) 给予动静脉溶栓的患者易导致皮肤、黏膜、胃肠道的出血，因此需严密监测患者的出血情况。

【相关护理知识】

1. 急性期护理

症状及问题	护理原则	护理措施
患者血压高，肢体瘫痪、言语不清进行性加重，有脑疝的危险	监测生命体征，密切观察患者的病情变化，及时抢救	◆ 定时监测患者意识、瞳孔、生命体征变化，并遵医嘱给予降压药物的治疗 ◆ 监测用药后血压的变化，伴有头痛等异常情况，需要及时通知医生

续表

症状及问题	护理原则	护理措施
		◆ 言语不清加重时，注意患者的吞咽检查，必要时应遵医嘱给予管饲喂养，防止误吸发生
患者急性起病，出现右侧肢体活动不便，导致患者生活不能自理及心理上的焦虑与害怕	保证患者生命安全，作好心理支持，促使患者积极配合救治	◆ 根据患者的病情遵医嘱正确给药 ◆ 每日触摸忽略侧肢体，让患者判断触及部位，或让患者用健侧手经常抬举患侧肢体 ◆ 注意安全防护，避免压疮、坠床等不良事件 ◆ 协助患者进行生活护理，满足患者的生活需求。积极与患者沟通，作好心理支持，让患者消除焦虑、害怕的情绪，并积极配合治疗
患者言语笨拙，讲话费力，但能听懂他人言语，症状进行性加重，导致语言沟通障碍	保障患者生理和心理的需求，使患者得到满足	◆ 采用多种方法与患者交流：①手势提示法，即与患者共同约定手势意图，可用健侧肢体进行表示；②实物图片法：利用一些实物图进行简单的思想交流，来满足生理需求；③提示板的应用 ◆ 每日进行发音练习

2. 治疗期护理

症状及问题	护理原则	护理措施
患者给予静脉溶栓，易导致出血等并发症	保障患者溶栓过程中的安全，减少并发症发生	◆ 溶栓前：准备好床单位、监护仪、氧气、输液泵以及尿激酶或rt-PA。建立静脉通路，给予心电监护，以及护理记录

续表

症状及问题	护理原则	护理措施
		◆ 溶栓中：遵医嘱给予尿激酶或 rt-PA，给予过程中每 15 分钟监测一次患者的意识、瞳孔、血压、呼吸、心率的变化。如果出现意识障碍加重应立即停止治疗 ◆ 溶栓后：注意患者主诉，观察有无消化道、泌尿道、牙龈出血，皮肤、黏膜出血等症状，同时做好记录 ◆ 并发症的观察：注意有无颅内出血、再栓塞发生
给予胰岛素治疗，控制高血糖发生时，容易出现低血糖	保证患者血糖在正常范围，及时发现低血糖出现先兆	◆ 根据医嘱定时监测血糖，有异常及时通知医生 ◆ 进食前给予患者胰岛素时，观察有无发慌、出冷汗等症状，防止低血糖的发生
防止血压不稳定导致病情加重	维持患者血压的稳定，减轻病情	◆ 遵医嘱给予脱水药或降压药，并监测给药后的效果 ◆ 进行血压的监测，使患者血压保持在 160/100mmHg ◆ 给予降压处理 30 分钟后复测血压，同时观察患者有无呼吸困难、发绀等症状 ◆ 排除测量方式不正确、膀胱充盈、疼痛等使血压升高的干扰因素 ◆ 嘱患者绝对卧床，评估有无头痛、头晕，并抬高床头，给予吸氧

3. 恢复期护理

症状及问题	护理原则	护理措施
◆ 缺乏医嘱依从性，不能规律服药 ◆ 健康意识淡薄	提高患者服药依从性，培养患者健康意识，防止疾病的加重与复发	◆ 注意饮食的给予，减少高脂肪食物的摄入，改变不良的饮食习惯，建立健康意识 ◆ 作好疾病相关知识的宣教，如注意血压的测量、用药的目的、饮食原则等，提高患者服药的依从性
肢体肌力异常，存在发生失用综合征的危险	加强肢体锻炼，减少失用综合征的发生	◆ 与康复科配合共同制订康复训练计划 ◆ 床边进行肢体功能锻炼，每日 2 次，每次 30 分钟 ◆ 病情稳定患者可到康复科进行功能锻炼 ◆ 嘱患者自行用健侧手对患侧进行按摩或抬举，促使患者自行锻炼，增加患肢血液循环，促进肌力的恢复

案例三：癫痫持续状态患者的护理

【病例介绍】

1. 入院原因：患者男性，31 岁，入院前 12 天受凉后出现发热，体温 38℃，次日感头晕不适，继之出现意识不清、四肢抽搐、双目上翻，持续 3～5 分钟后缓解，给予地西泮等抗癫痫药物治疗后，抽搐停止。发病第 5 天再次抽搐频繁发作，意识不清，头颅 CT 未见异常，脑地形图显示额颞叶区异常，急诊以“病毒性脑炎收入院”。

2. 入院查体：体温 38.5℃，脉搏 121 次/分，呼吸

16次/分，血压150/90mmHg。意识不清，呈浅昏迷状态，双侧瞳孔直径3mm，等大、等圆，对光反射灵敏。双肺呼吸音粗，散在痰鸣音。四肢肌张力高，刺激后有自主运动，腱反射减弱，感觉、共济运动及其他神经系统检查不合作。

3. 实验室检查：白细胞高，脑脊液压力180mmHg，MRI示皮质萎缩。

4. 救治过程

（1）早期：给予口服及肌内注射抗癫痫药物治疗，同时给予抗病毒治疗。防止患者的持续抽搐导致高能量的消耗、电解质紊乱，定期进行电解质及心电监测，观察患者的病情变化。减少患者全身热量的消耗，早期给予管饲喂养、监测出入量。

（2）第8天：患者癫痫频繁发作，表现为双眼向右凝视，瞳孔对光反射消失，右口角及右上肢抽动，给予咪达唑仑0.12mg/（kg·h）持续静脉泵入。

（3）第9天：患者出现呼吸抑制，立即进行气管插管，给予呼吸机支持。

（4）第16天：行气管切开术，持续机械通气，同时给予激素治疗。

（5）第45天：患者全身阵挛性发作逐渐过渡到口角及面部的偶尔抽动，意识状态从嗜睡转至清楚，恢复自主呼吸，逐渐撤离了呼吸机治疗。

（6）后期：加强了语言沟通与吞咽功能的锻炼，减少刺激患者的语言，患者病情逐渐恢复后出院。

【相关疾病知识】

1. 何谓癫痫持续状态？

答：癫痫是由多种原因引起的、易反复发作的大脑神经元同步过度放电所致的以暂时性中枢神经系统功能失常为特征的慢性脑功能障碍性疾病。临床以肢体抽搐与意识丧失为重要表现，另外还可表现为感觉、精神行为、自主神经等方面的障碍。具有发作性、短暂性、复发性及刻板性等特点。癫痫持续状态是指发作30分钟以上或多次发作，发作期间意识不能恢复到正常水平。随着长程视频脑电图监测的应用，许多学者建议将癫痫持续状态发作时间的定义缩短至20分钟或10分钟。

2. 目前癫痫持续状态救治的方法有哪些?

答：癫痫持续状态可造成永久性的脑损伤，所以应对癫痫持续状态患者实施严密监测，并针对随时获得的信息调整治疗方案。首先给予紧急支持性医疗护理，即保持呼吸道通畅，建立大静脉血管，校正异常的生理生化指标，降温。其次为终止癫痫发作，即按照抗癫痫药物治疗原则逐级选择抗癫痫药物。最后是处理并发症及病因治疗。

3. 救治效果如何?

答：未经治疗的癫痫患者，5年自发缓解率在25%以上，最终缓解率为39%。80%左右的患者用目前抗癫痫药物能完全控制发作，正规减量后，50%以上患者终生不再发病。

4. 并发症如何预测与预防?

答：根据癫痫持续状态的特点，患者会随着病情的加重与治疗时间的延长而出现许多并发症。因此要做好预见性护理，防止并发症的发生。

(1) 癫痫持续状态发作时，患者会出现低氧血症、低血压、心率异常等生命体征的改变。

(2) 频繁的癫痫发作，会导致患者出现大汗、电解质紊乱、消瘦、高热等并发症。

(3) 给予气管插管后患者易出现下呼吸道感染、呼吸机相关性肺炎等并发症。

(4) 发作时可能出现自伤、磕伤、碰伤以及舌咬伤等不良事件的发生。

(5) 大量的抗癫痫药物的应用容易出现药物的毒性反应等。

【相关护理知识】

1. 急性期护理

症状及问题	护理原则	护理措施
患者癫痫发作频繁，意识不清加重，体温高，心率快，高颅压等	保持呼吸道通畅，降低颅内压，遵医嘱有效控制癫痫，加强疾病监测，保护患者安全	◆ 准备好口咽通气道及其抢救药品与物品 ◆ 患者发作时保持呼吸道通畅，及时给予气道吸引，不可用力按压肢体，防止损伤与骨折 ◆ 监测患者癫痫发作频次、时间与性质 ◆ 给予甘露醇进行降颅压治疗，防止脑疝的发生 ◆ 吸氧，保持正常的血氧状态，必要时给予气管插管和机械通气 ◆ 注意安全的护理，防止患者出现磕伤、碰伤以及舌咬伤等不良事件发生，提前给予预见性护理 ◆ 准确、及时、娴熟地进行镇静药物的配制与给予，保持患者体内血药浓度的维持
患者癫痫持续发作，不能维持正常血氧饱和度，给予气管插管，易导致低氧血症，加重脑缺氧	早期给予机械通气，保证患者正常血氧状态，促进脑保护，减轻脑水肿	◆ 早期给予机械通气，密切观察患者的血氧饱和度及血气分析，保持有效的血氧 ◆ 给予心电监护，监测生命体征尤其血压、瞳孔的变化，防止高颅压、脑水肿的发生 ◆ 物理降温，保持患者低温状态，减少脑耗氧 ◆ 观察镇静药物前、中、后患者的意识以及抽搐的变化

续表

症状及问题	护理原则	护理措施
患者癫痫发作频繁，消耗大，出汗多，易导致电解质紊乱	早期给予营养支持，减少并发症发生	◆ 遵医嘱给予高热量营养制剂 ◆ 详细记录患者的出入量与热量，监测患者生化与生理指标，如有异常及时通知医生，防止患者出现电解质紊乱 ◆ 应用大剂量抗癫痫药物的患者，应给予胃动力药的应用，有利于促进胃肠道的吸收
镇静药物的应用，易造成药物浓度不足或药物蓄积现象，出现无效用药或药物毒性反应	保证安全用药，做到准确、及时、熟练给药，及时发现药物毒性反应	◆ 留置中心静脉导管，保持有效的药物泵入 ◆ 了解所用药物性能及半衰期，换药及时，防止血药浓度降低而诱发癫痫发作 ◆ 遵医嘱定期监测血药浓度，防止蓄积性毒性反应 ◆ 2 种以上镇静药同时应用时注意配伍禁忌，防止降低药效或增加药物不良反应

2. 治疗期护理

症状及问题	护理原则	护理措施
患者行机械通气后，易出现呼吸机相关性肺炎	通过有效的护理手段，预防肺部感染的发生	◆ 做好呼吸机管理，定时更换呼吸机外管路 ◆ 加强口腔护理，每日给予 4 次 ◆ 做好气道管理，保持良好的湿化状态

续表

症状及问题	护理原则	护理措施
		◆ 适时给予气道吸引，保持气道通畅 ◆ 可定时给予振动排痰与人工叩背，促进痰液排除
存在诱发癫痫发作的危险因素，如环境嘈杂、光线刺激等	减少癫痫发作的诱发因素，减少发作次数	◆ 保持病室安静，可将患者转入单人房间，护理操作尽量集中 ◆ 癫痫持续状态患者，尽可能要减少对患者的刺激，如声音、光、接触等 ◆ 制作标识牌，提示周围的医护人员
癫痫发作造成患者能量消耗增大，造成营养缺乏	早期给予营养支持，监测营养并发症的发生	◆ 早期给予肠内营养支持，预防因患者的持续癫痫发作导致能量的消耗增加 ◆ 遵循容量从少到多、浓度从低到高、速度从慢到快的原则 ◆ 观察胃潴留，因患者应用大剂量镇静药，可以减慢患者的胃肠蠕动，导致胃潴留，引起反流误吸
高热	高热抽搐患者应尽快实施降温措施，以减少神经系统的损害	◆ 给予局部物理降温，并监测降温后效果 ◆ 给予降温毯进行全身体表降温，以降低颅高压，减少对神经系统的进一步损害 ◆ 应用降温毯进行物理降温，注意观察患者降温后的效果及有无冻伤、心律失常、腹泻等并发症的发生

3. 恢复期护理

症状及问题	护理原则	护理措施
撤机后患者易出现低氧血症或癫痫持续状态的诱发	保障患者撤机后的安全，促进气管套管早期拔除	◆ 密切观察患者生命体征、血氧状态及癫痫发作的情况，必要时通知医生 ◆ 气管套管的堵塞：先给予半管堵塞，观察 24～48 小时，无特殊变化，可根据血气情况给予全管堵塞 ◆ 若患者癫痫发作加重，应慎重堵管或拔管 ◆ 不要将堵塞的套管因为吸痰而打开，尽可能从患者口腔中吸痰
患者应用的镇静药物逐渐减量，应严密观察患者癫痫发作的情况	及时发现异常变化，保证患者安全，制定好健康制度	◆ 患者镇静药逐渐减量，应密切观察患者癫痫的发作情况 ◆ 遵医嘱给予血药浓度的监测，随着血药浓度的降低，应注意患者的病情变化 ◆ 出院前向患者与家属作好用药指导以及用药后的观察，防止并发症的发生 ◆ 做好患者的定期复诊工作，减少药物应用并发症的发生
患者语言迟缓、反应迟钝	促使患者恢复正常的语言与认知功能	◆ 为患者建立舒适的生活环境，家属应做好安全的照护，减少患者烦躁、激动、情绪不稳定等，以免刺激患者诱发癫痫发生 ◆ 注意交谈时用简单易懂的话语，使患者慢慢度过言语迟缓的过程

续表

症状及问题	护理原则	护理措施
		◆ 作好心理支持，不要用刺激性的话语对待患者，防止患者情绪过于激动

案例四：出血性脑血管疾病的护理

【病例介绍】

1. 入院原因：患者男性，72 岁，入院前 26 小时家人发现其意识不清，呼之不应，但可自行翻身，可握住家人的手，无发热及肢体抽搐，小便失禁，喷射性呕吐一次，急行头颅 CT 扫描示左基底节、丘脑片状高密度灶，诊断为脑出血。

2. 入院查体：体温 37.2℃，脉搏 113 次/分，呼吸 28 次/分，血压 182/102mmHg，昏睡状态，GCS 评分10 分，双侧瞳孔等大、等圆，直径 2mm，对光反射迟钝，吞咽障碍，四肢肌力：左上肢肌力Ⅱ级，左下肢肌力Ⅲ级，右上肢肌力Ⅱ级，右下肢肌力Ⅲ级。

3. 救治过程

(1) 入院后给予 20%甘露醇及甘油果糖快速脱水，降低颅内压。患者意识状态逐渐加重，GCS 评分从 10 分降为 8 分，右上肢肌力由Ⅱ级降为Ⅰ级，右下肢肌力由Ⅲ级降为Ⅱ级，复查 CT 示：左侧基底节、丘脑出血并破入脑室。

(2) 实施脑室穿刺引流术，引流出无色透明脑脊液，患者的意识逐渐好转，同时血压保持在 145～150mmHg 之间，生命体征平稳，病情好转。

(3) 恢复期：患者在脑室引流 7 天后经脑 CT 证实，患者出血部位吸收良好，故给予引流管拔除。神志转为嗜睡状态，GCS 评分 13 分，失语。体温 36.7℃，心率 78 次/分，呼吸16次/分，血压134/72mmHg，双侧瞳孔等大、等圆，直径2mm，对光反射灵敏，右侧肢体肌力均为Ⅳ级。

【相关疾病知识】

1. 何谓出血性脑血管疾病?

答：出血性脑血管疾病是指原发性非外伤性脑实质内出血。在我国占全部脑卒中的20%～30%。

2. 出血性脑血管病的诊断要点有哪些?

答：好发年龄50～70岁，男性较多见。通常在活动和情绪激动时突然发生，大多数病例病前无预兆，临床症状常在数分钟至数小时达到高峰，可因出血的部位及出血量不同而临床特点各异。重症者数分钟内即可转入意识模糊或昏迷。患者发病时迅速出现偏瘫、失语以及头痛、呕吐等颅高压症状应首先考虑到脑出血的可能，同时结合头颅CT可迅速明确诊断。

3. 目前出血性脑血管病的救治方法有哪些?

答：脑出血急性期治疗的关键是控制脑水肿，降低颅内压，防治并发症，以挽救生命，降低死亡率。恢复期注意积极康复，降低致残率，防止复发。内科治疗可给予卧床、保持呼吸道通畅、吸氧等一般治疗，降低颅内压，调控血压，使用止血药物，亚低温治疗，并发症防治等方法治疗。手术患者可考虑给予脑室穿刺、引流、去骨瓣减压术救治等。

4. 救治的效果如何?

答：预后与出血量、出血部位及有无并发症等因素有关。脑干、丘脑和大量脑室出血预后较差，总的死亡率约为40%左右。

5. 并发症如何预测与预防?

答：根据患者脑出血的特点，发病整个过程会出现一系列并发症，此时可根据患者出现的临床症状来预测与预防。

(1) 当患者出现恶心、呕吐等颅内高压等症状时，容易导致脑疝的发生。

(2) 给予患者大量甘露醇等脱水药物治疗时，容易导致电解质紊乱与肾衰竭。

（3）血压降低过快，容易出现脑低灌注。

（4）当患者出现昏迷、吞咽障碍时，容易导致营养不良、低蛋白血症以及误吸的发生。

（5）长期卧床患者应给予胸肺部的护理，预防感染的发生。

（6）当患者的呼吸出现衰竭时，应及时监测血气，必要时给予气管插管等人工气道的建立，保障患者的呼吸安全。

（7）患者偏瘫，应早期给予功能锻炼，否则易导致下肢静脉血栓形成或肺栓塞。

【相关护理知识】

1. 急性期护理

症状及问题	护理原则	护理措施
患者血压持续增加，意识不清加重，GCS评分从10分降为8分，双侧瞳孔不等大，有喷射性呕吐，肢体肌力下降。高颅压、脑疝	降低颅内压，纠正脑疝、高颅压症状。保持气道通畅、吸氧，维持正常的血氧状态	◆ 遵医嘱及时准确应用降颅压药物，但应观察患者的尿量，定期检查肾功能全项，避免肾功能受损 ◆ 观察患者有无头痛、恶心、呕吐的发生，监测生命体征，主要是瞳孔、血压的变化 ◆ 降低颅内压，密切观察患者给予脱水药后，意识、瞳孔、血压的变化，并根据患者的意识状态，动态评估24小时GCS ◆ 注意患者恶心、呕吐的发生，防止误吸
患者吞咽障碍，呕吐时伴有咖啡色胃内容物，应激性溃疡，营养失调	早期给予营养支持，缓解应激性溃疡	◆ 早期给予管饲喂养，监测喂养过程中的并发症，并及时给予处理，满足机体的需求

续表

症状及问题	护理原则	护理措施
		◆ 详细记录出入量，及时补充营养和水分，防止电解质紊乱 ◆ 遵医嘱给予抑酸剂的应用，同时密切监测胃内残留物，出血＞100ml 时，应及时通知医生，并给予禁食，观察血常规以及患者的血压情况，防止大出血引起休克
患者出现一侧肢体肌力减弱，自理能力缺陷	做好基础护理，使患者舒适，提高患侧肢体肌力	◆ 给予患者气垫床应用，同时将患者患侧抬高，促进血液循环 ◆ 若患者肢体肌力随着意识障碍的加重而出现变化时，及时观察患者的意识、瞳孔、血压有无变化，监测患者是否出现颅高压症状 ◆ 恢复期可给予患者肢体功能锻炼，减少失用综合征的发生
患者出现呕吐、吞咽障碍、意识障碍，易导致误吸	保证管饲营养安全，防止误吸的发生	◆ 给予管饲喂养，根据患者的营养状态选择营养液 ◆ 管饲喂养过程中至喂养后 30 分钟需摇高床头 20～30cm、每 4 小时抽吸胃内残留物一次，观察喂养管的位置 ◆ 气道吸引前应停止喂养，防止患者由于气道刺激诱发呕吐，引起误吸 ◆ 应用营养泵给予持续泵入

2. 治疗期护理

症状及问题	护理原则	护理措施
由于患者意识障碍的加重，出现排尿障碍，如尿失禁、尿潴留	早期解除患者排尿障碍，密切观察出入量，保持出入量的平衡	◆ 给予留置导尿，定期更换并随着病情的好转，观察患者自行排尿情况，早期及时拔管 ◆ 做好留置导尿的护理，给予抗反流引流袋的应用，勿抻拉、压、折尿管，减少感染的发生 ◆ 患者大量脱水，需密切监测出入量
甘露醇及甘油果糖静脉脱水，易出现电解质紊乱	准确用药，记录出入量，观察用药后不良反应	◆ 按医嘱准确以 10ml/min 速度给予降颅压药物应用。心肾功能不良时可给予呋塞米、白蛋白等药物代替甘露醇的应用 ◆ 密切观察液体出入量、尿液的量与颜色 ◆ 长期大量使用脱水药物，需监测电解质，防止紊乱
患者脑出血破入脑室，单纯药物降颅压效果不佳，进行脑室穿刺引流	配合医生顺利进行脑室引流，密切观察引流情况，动态评估患者的病情变化	◆ 做好脑室引流术前、中、后的配合，以及物品的准备工作，密切监测患者手术过程中的生命体征、瞳孔的变化，防止脑疝的发生 ◆ 密切观察引流管的通畅，注意引流管不可扭曲、打折和压迫。引流管妥善固定，放置要适宜，防止颅内压过低，引起脑低灌注

续表

症状及问题	护理原则	护理措施
		◆ 保持穿刺位置的无菌，防止感染的发生 ◆ 脑室引流期间，观察患者的意识、瞳孔、生命体征变化
压疮、肺部感染、下肢深静脉血栓等并发症	给予针对性护理，减少并发症发生	◆ 预防压疮的护理：应用气垫床，定时翻身、叩背，使用水囊，减少局部的压迫。患侧肢体给予被动功能锻炼 ◆ 定时叩背或应用振动排痰仪、雾化吸入以及气道吸引，减少肺部感染 ◆ 给予弹力袜应用，防止下肢深静脉血栓形成

3. 恢复期护理

症状及问题	护理原则	护理措施
患者脑室导管拔除	防止伤口的感染，提高患者预防的意识，增强自护能力	◆ 患者意识好转，有运动性失语，因此加强与患者的交流，防止自行抓挠穿刺部位，引起感染 ◆ 观察穿刺部位有无脑脊液渗出，必要时通知医生给予局部的缝合，减少感染的发生 ◆ 伤口未恢复前，每日仍枕下更换无菌小巾减少感染机会 ◆ 保持患者头部穿刺部位的清洁，嘱患者配合，促进脑室穿刺局部的恢复

续表

症状及问题	护理原则	护理措施
患者右侧肢体肌力异常，语言和吞咽功能仍存在障碍	根据患者病情恢复程度，适当进行功能锻炼，提高患者自护能力	◆ 嘱患者每日进行循序渐进的肢体活动，提高患者的自主活动能力 ◆ 尽早做床上主动、被动训练，从协助到训练患者洗涮、更衣、进食、如厕等自理内容 ◆ 早期针对患者的语言进行锻炼，同时锻炼患者的吞咽功能

案例五：脑深部电刺激治疗帕金森病的围术期护理

【病例介绍】

1. 入院原因：患者男性，70 岁，4 年前出现四肢抖动、僵硬，颈部活动不灵活，并出现下肢起步困难，身体前倾。服用苯海索治疗，开始效果好，逐渐疗效减弱。随着时间推移，服药量加大，症状加重。门诊以“帕金森病”收入院。

2. 入院查体：体温 36.2℃，脉搏 82 次/分，卧位血压 120/80mmHg，立位血压 125/80mmHg，呼吸 18 次/分，神志清楚，双侧瞳孔直径 2.5mm，对光反射灵敏，起步困难，身体前倾，表情呆板，便秘，无感觉障碍。四肢肌力Ⅴ级，肌张力中重度增高。四肢不自主抖动，共济运动：指鼻试验不稳，跟膝胫试验不稳，轮替运动不稳。

3. 实验室检查：各项检查基本正常。

4. 治疗过程

(1) 入院第 1～3 日：遵医嘱给予患者二级护理，测卧、立位血压，口服美多巴 0.25 片，3 次/日。做血常规、X 线胸片、心电图、凝血四项等常规检查。

(2) 入院第 4 日：患者在局部麻醉＋静脉复合麻醉下行

双侧丘脑基底核脑深部电刺激器埋置术（B－STN－DBS）。

（3）入院第4～11日：遵医嘱给予患者抗炎、补液、调试刺激器参数。严密观察患者病情变化，加强对患者基础护理、专科护理、安全护理及心理护理。患者肢体抖动消失，僵硬较术前明显减轻，肌张力较术前明显降低。

（4）入院第12天：患者头颈胸部切口愈合良好、拆线。患者康复出院。

【相关疾病知识】

1. 何谓帕金森病？

答：帕金森病（PD）又名震颤麻痹，是一种常见于中老年人的神经系统变性疾病，主要病变是脑内的黑质及黑质-纹状体通路变性所致的锥体外系疾病。

2. 帕金森病的主要临床表现？

答：（1）静止性震颤，如拇指与屈曲的示指间呈搓丸样动作，安静或休息时出现或明显，随意运动时减轻或停止，紧张时加剧，入睡后消失。

（2）肌强直，表现为屈肌和伸肌同时受累，被动运动关节时始终保持增高的阻力，故称铅管样强直；部分患者因伴有震颤，如同转动齿轮感，称为齿轮样强直。

（3）运动迟缓，面部表情肌活动减少，常常双眼凝视，瞬目减少，称为面具脸；手指做精细动作如扣纽扣、系鞋带等困难；书写时字越写越小，称为写字过小征。

（4）姿势步态异常，患者自坐位、卧位起立困难，迈步后即以极小的步伐向前冲去，越走越快，不能及时停步或转弯，称慌张步态。

3. 目前外科治疗方法有哪些？

答：一种是丘脑和基底核毁损术，另一种就是脑深部电刺激（DBS），俗称脑起搏器。这些治疗均属于对症性治疗，目的是缓解帕金森病的震颤、僵直、运动缓慢和运动不能。从手术操作技术上讲两者并没有太大的区别，疗效也接近，但越来越多的患者愿意采用脑起搏器治疗。首先是因为脑起搏器的刺激位置和刺激参数是可以调整的，通过调整可以达到最佳治疗效果，以后随患者的病情变化还可以继续作调整。其次脑起搏器不对脑组织造成永久性损害，安全性比毁损手术要高。

4. 植入脑起搏器治疗效果如何？

答：刺激器开启的头3个月可能要调整刺激参数3～5次，以后就不必经常调整了。所有帕金森病的基本症状包括震颤、强直、运动缓慢、异动症及中线症状等均能得到明显改善。手术以后在医生的指导下，多数患者可以减少服药量，药物不良反应也随之减轻或消失。患者日常生活能力明显提高，改善和提高了患者的生存质量。

5. 植入脑起搏器治疗帕金森病的并发症表现在哪些方面？

答：深部脑刺激术的并发症主要表现在3个方面：①与手术相关的并发症：主要有颅内出血、癫痫、意识障碍等；②植入装置相关的并发症：主要有电极折断、局部感染、皮肤溃疡等；③与治疗相关的并发症：是由高频刺激引起的暂时性的不良反应，其症状取决于刺激参数和电极的位置，它可以通过调整刺激参数的大小和刺激的触点来调整。

【相关护理知识】

1. 手术前护理

症状及问题	护理原则	护理措施
治疗帕金森病的药物可造成肠蠕动减慢，帕金森病本病可造成某些患者胃肠神经功能减退，如便秘	注意膳食和营养、适当的运动	◆ 根据患者的年龄、病情进行适当的活动及腹部按摩以增加肠蠕动，同时培养定时排便的习惯 ◆ 多吃新鲜蔬菜、水果和蜂蜜，能够提供多种维生素，并能促进肠蠕动，防治大便秘结

续表

症状及问题	护理原则	护理措施
		◆ 患者出汗多，应注意补充水分 ◆ 必要时给予缓泻剂或润肠剂
患者肢体震颤、僵直、行动迟缓，丧失正常的工作和生活能力，导致坠床、跌倒或自伤	防止患者住院期间发生意外	◆ 创造良好的病房环境，使患者情绪稳定、心情舒畅，以免加重肢体震颤和僵直 ◆ 生活中的指导和帮助，行动上给予协助，加强床边安全防护。适当增加卧床时间，保证充足睡眠 ◆ 加强安全宣教 ◆ 根据患者症状合理安排患者参与各种形式的活动，坚持四肢各关节的功能锻炼
抗帕金森病的药物与某些食物同时服用，药效降低或不良反应增加	指导患者正确服药	◆ 合理使用药物，护理人员按医嘱按时给药 ◆ 加强宣教

2. 手术后护理

症状及问题	护理原则	护理措施
术后有出血、感染的可能	严密观察病情变化，及时发现出血、感染征兆	◆ 术后返回病房去枕平卧位，给予患者心电监护、持续低流量吸氧 ◆ 24 小时监测生命体征，注意观察患者有无头痛、恶心、呕吐、血压升高、烦躁不安、瞳孔不等大等现象，如有应及时通知医生

续表

症状及问题	护理原则	护理措施
		◆ 观察患者手术切口有无渗血、渗液 ◆ 根据患者不同的手术方式，观察不同重点
脑深部电刺激术后根据病情需要卧床休息，本病多见于中老年人，皮肤弹性降低，感觉功能迟钝，皮肤完整性受损	加强皮肤护理，注意膳食和营养	◆ 保持床单位清洁、平整、柔软、干燥，患者卧位舒适 ◆ 保持患者皮肤清洁，每日为患者擦浴 ◆ 对受压部位进行皮肤按摩，定时翻身，有效预防压疮
术后症状明显减轻或消失，易使患者淡化服药的意识，疗效降低	进行正确的服药指导，建立患者准确服药意识	◆ 嘱患者坚持服药，多做运动，鼓励患者进行功能锻炼。让患者明确手术只是改善症状，而真正的功能恢复还要靠术后循序渐进的锻炼 ◆ 指导患者合理饮食和用药，忌食高蛋白食品如乳制品，以免影响药物的有效利用。如果患者服药后没有胃肠反应，则应在饭前空腹时服药以增强药物的有效吸收率 ◆ 应强化手术治疗与药物治疗协同作用的概念
相关知识缺乏	进行出院指导，维护患者健康	◆ 预防感染：手术后一般 1 周拆线，出院后保持切口干燥，敷料保留 3 天，1 周后洗澡，避免局部抓破引起感染，少数患者数月后切口处发现有黑色的缝合线头，为

续表

症状及问题	护理原则	护理措施
		皮下缝线排斥反应所致，不可自行扯拽，要到医院拆线。出院后头痛、体温超过38.5℃时一定要及时就医，以除外颅内感染 ◆ 患者服用左旋多巴类药物时，应注意避免同时服用奶制品或高蛋白饮食，这是因为蛋白质会阻碍左旋多巴的吸收和利用，影响药物的疗效。其次，患者应注意营养平衡，提倡进食低脂肪、高维生素和高纤维素的饮食 ◆ 避免局部碰撞、剧烈活动，减少电池与局部皮肤的摩擦力。远离磁场环境，如避免接触冰箱门和微波炉门。根据病情遵医嘱正确调试刺激器参数 ◆ 不适随诊

案例六：重型颅脑外伤合并复合伤患者的护理

【病例介绍】

1. 入院原因：患者男性，26岁，于3小时前从3m高处坠落，伤后意识丧失，呕吐一次，为胃内容物，右小腿畸形，行头部CT示脑挫裂伤、右侧硬膜下血肿、头皮裂伤，右小腿X线示胫腓骨骨干骨折，急诊以“重型颅脑外伤”收入院。

2. 入院查体：体温37.3°C，脉搏114次/分，血压90/55mmHg，呼吸24次/分，意识昏迷，躁动，有尿潴留。

查体：GCS 评分 8 分，双侧瞳孔直径左：右为 2.5mm：2.5mm，对光反射灵敏，双上肢及左下肢肌力Ⅳ级，右小腿骨折，畸形并有压痛，肌张力正常。右胸部叩诊呈浊音，肋间隙饱满，听诊呼吸音减弱。

3. 实验室检查

（1）脑脊液常规及生化：蛋白质 128mg/dl，细胞数 250×10^6/L，脑脊液为血性。

（2）头部 CT 示脑挫裂伤、右侧硬膜下血肿、头皮裂伤，右小腿 X 线示胫腓骨骨干骨折。

4. 救治过程

（1）入院 2 小时：患者出现意识障碍加重，双瞳孔不等大，左：右＝2mm：4mm，对光反射左侧迟钝，右侧消失，提示小脑幕切迹疝形成，复查 CT 为血肿量增加。急诊在全麻下行右侧硬膜下血肿清除＋去骨瓣减压术，右胫腓骨骨干骨折复位固定术，术后带气管插管给予呼吸机辅助呼吸。给予抗炎、脱水、皮质激素、白蛋白、保护胃黏膜、亚低温等治疗。

（2）术后第 1 天：胸部 X 线检查示右侧第 5～7 肋骨骨折、胸膜腔有积气伴少量积液。请胸科会诊，胸腔穿刺为血性液体，诊断为“多发肋骨骨折伴血气胸”，行胸腔闭式引流。

（3）术后第 2 天：体温 38.9℃，脉搏 114 次/分，血压 90/55mmHg，呼吸 24 次/分，血氧饱和度 100%。意识昏迷，右侧肢体刺激后上肢肌力Ⅳ级，右下肢石膏固定，左侧肢体肌力Ⅱ级，减压窗张力饱满，右眼睑明显肿胀。脱机后呼吸平稳，血氧饱和度正常，持续气管插管吸氧。保留胃管，给予能全力持续胃肠营养。

（4）术后第 4 天：胸腔闭式引流量明显减少，无液体及气体溢出，胸片示肺膨胀良好，无呼吸困难，医生拔除胸腔闭式引流管。

（5）术后第 5 天：患者意识仍处于昏迷状态，GCS 评分

9分，咳嗽及吞咽功能存在，四肢肌力无明显改变。为防止肺部感染，拔除气管插管给予气管切开，请康复科给予床边肢体康复。

(6) 术后第8天：患者意识处于浅昏迷状态，GCS评分13分，气管切开通畅，胸片未见异常，继续加强肺部护理。右侧肢体肌力达到Ⅴ级，左侧肢体肌力达到Ⅲ级。

(7) 术后第25天：患者的意识转为清楚，有轻度的不完全运动性失语，右侧肢体肌力达到Ⅴ级，左侧肢体肌力达到Ⅰ级，头部及右小腿伤口Ⅰ级愈合，拔除气管套管。

(8) 术后第28天：出院转入康复医院治疗。

【相关疾病知识】

1. 何谓重型颅脑外伤合并复合伤?

答：重型颅脑外伤合并复合伤是指GCS评分≤8分，且昏迷>6小时的颅脑损伤，是颅脑外科中常见的一种急危重症，伴有多处创伤，有三处严重创伤至少一处危及生命，它包括：胸腹创伤、泌尿系及骨与关节的创伤，伤者常处于深昏迷或严重休克状态。

2. 临床诊断要点有哪些?

答：脑挫裂伤在头部创伤后昏迷时间多超过半小时，甚至数日或更长时间。有颅内压增高和蛛网膜下腔出血的表现，如头痛、恶心、呕吐、躁动不安、呼吸和脉搏增快、血压正常或偏高、颈强直和凯尔尼格征阳性。若出现脉搏慢、呼吸慢、血压高，多合并颅内血肿。有神经系统定位体征，如偏瘫、失语、局灶性癫痫等。腰椎穿刺检查颅内压多增高，脑脊液常呈血性。头部CT或MRI检查常显示脑出血和脑水肿。

急性硬膜下血肿是颅脑损伤常见的继发性损害，伤后病情变化急剧，原发昏迷时间较长或原发昏迷与继发昏迷重叠，昏迷程度不断加深，并随之出现脑受压及颅内压增高的表现。

3. 救治方法有哪些?

答：急性硬膜下血肿应及早进行手术。术后给予对症治疗和支持疗法：静脉输入20%甘露醇、甘油果糖、皮质激素、抗生素、白蛋白、抗癫痫治疗；保持呼吸道通畅，必要时行气管切开，预防和控制肺部感染；加强护理，防止并发症的发生；不能由口进食者给予鼻饲喂养，保证营养的支持；早期进行肢体及语言康复。

4. 救治效果如何？

答：(1) 救治效果因人而异，有的完全恢复，有的致残，有的死亡。影响预后的因素主要取决于损伤哪些脑组织，以及损伤的严重程度。许多大脑功能由脑组织的不同区域共同承担，未受到伤害的脑组织可以代偿部分受损的功能，因此可以部分恢复。

(2) 视觉和肢体运动功能是由一侧大脑半球的某些区域控制，如果这些区域损害后，常引起永久的功能缺失。但通过康复治疗，可以把不利的后果降至最低程度。语言中枢损害后会导致永久性失语。

(3) 严重的脑外伤患者有时会导致遗忘，患者不能回忆意识丧失前后的事情，而一周内清醒的患者往往可以恢复记忆。有些脑外伤（即使很轻微）会引起脑外伤后综合征，在相当长一段时间内，患者感到头痛和记忆障碍等。

(4) 慢性植物状态是非致死性脑外伤后最严重的后果。长时间处于完全无意识状态，但睡眠觉醒周期几乎与常人无异。大脑上部的结构与复杂的精神活动有关，而下部的丘脑和脑干控制着睡眠、体温、呼吸和心跳。当大脑上部结构弥散性损害而丘脑和脑干保持完好时，常会出现植物状态。如果植物状态长达数月，重新恢复的可能性不大，但植物人如果护理得当，可以存活达数年之久。

5. 并发症如何预测与预防？

答：重型颅脑外伤合并复合伤的并发症较多，常根据病情的发展出现不同的并发症。因此准确及时地预测并发症的发生，采取可行的预见性护理措施，是护理的关键。①颅内血肿出现意识进行性障碍、瞳孔不等大、生命体征的改变时，应预防脑疝的发生。②开颅术后及脑挫裂伤可导致脑水肿、颅内压增高、继发癫痫等严重并发症。③出现长期意识障碍、卧床、血气胸导致呼吸衰竭、吞咽困难、误吸、压疮、肺部感染、肺不张等并发症。

【相关护理知识】

1. 急性期护理

症状及问题	护理原则	护理措施
意识障碍加重，双瞳孔不等大，左：右＝2mm：4mm，对光反射左侧迟钝，右侧消失，CT示右侧硬膜下血肿增加，小脑幕切迹疝形成，X线示胫腓骨骨干骨折	积极配合医生进行抢救，完善术前准备，争分夺秒，挽救患者生命	◆ 严密观察患者意识、瞳孔、生命体征变化 ◆ 迅速开放静脉通路，给予快速输入20%甘露醇125～250ml，选择血管粗大易固定的部位，30分钟内输完 ◆ 遵医嘱完善特殊检查及术前准备
胸部X线检查示右侧第5～7肋骨骨折、胸膜腔有积气伴少量积液。易出现肺不张	配合医生行胸膜腔穿刺，将积血抽出，促进肺膨胀，以改善呼吸功能	◆ 观察患者有无发绀、气促、呼吸困难等症状 ◆ 密切观察血压变化，给予心电监护，监测机械通气后的呼吸、血气分析、血氧饱和度、意识的变化 ◆ 配合医生行胸膜腔穿刺，做好胸腔闭式引流护理
术后第2天为脑水肿的高峰期，右眼肿胀，减压窗张力饱满，颅内压增高	密切观察生命体征变化，采取针对性措施，保障患者生命安全	◆ 监测生命体征，每2小时一次，遵医嘱给予脱水药输入，应用皮质激素，降低颅内压 ◆ 抬高床头30°，保持呼吸道通畅，及时吸痰 ◆ 高热时给予亚低温治疗，降低脑耗氧

续表

症状及问题	护理原则	护理措施
		◆ 保持头部引流管通畅，观察减压窗张力
意识障碍，咳嗽、吞咽反射减弱，气管切开，呼吸道分泌物不能排除，易导致肺部感染	预防感染，给予各种措施，减少肺部感染的发生	◆ 做好呼吸机应用的管理，呼吸机管路及时更换，冷凝水随时倾倒 ◆ 吸痰时严格无菌操作，保持气道湿化 ◆ 评估患者痰液的性质、颜色、量，必要时做痰液培养。随时给予翻身、叩背，促进患者咳嗽，利于胸腔内液体、气体排除 ◆ 保持胸腔闭式引流管通畅无菌，敷料干燥

2. 治疗期护理

症状及问题	护理原则	护理措施
右腿胫腓骨骨折复位术，石膏外固定，活动受限，患肢远端肿胀，患肢血液灌注异常	采取合适体位，减轻肢体肿胀，维持患肢肢体血液灌注	◆ 抬高患者患肢，促进静脉回流，减轻患肢的肿胀和疼痛 ◆ 观察患肢末端的皮肤温度、颜色、动脉搏动 ◆ 严禁局部按摩、热敷，以免加重组织缺血、损伤
急性创伤、吞咽反射减弱，不能自主进食，应用皮质激素引起的应激性溃疡	及时发现出血征兆，早起给予干预，减少消化道出血的发生	◆ 术后 3 天不能由口进食者给予留置胃管鼻饲饮食 ◆ 应用营养泵持续泵入，防止胃潴留、误吸 ◆ 每 4 小时抽吸胃液，观察有无消化道出血

续表

症状及问题	护理原则	护理措施
患者左侧肢体无力，肌力Ⅱ级，右下肢制动，不能自主活动，失用综合征	早期给予康复治疗，减少失用综合征的发生	◆ 给予良肢位的摆放 ◆ 早期给予床边被动肢体锻炼 ◆ 勤翻身，更换卧位，必要时给予肢体按摩
压疮、下肢深静脉血栓等	给予针对性护理，减少并发症发生	◆ 预防性给予压疮的护理：应用气垫床，定时翻身、叩背，使用水囊减少局部压迫 ◆ 给予患者穿弹力袜和做肌肉的被动运动，防止下肢深静脉血栓形成

3. 恢复期护理

症状及问题	护理原则	护理措施
患者意识恢复，左侧肢体肌力达到Ⅲ级，有轻度的不完全运动性失语	根据患者的恢复程度，进行功能锻炼，加强患者肢体和语言恢复，增强沟通能力	◆ 嘱患者坚持功能锻炼，不能操之过急，要循序渐进 ◆ 尽早床上运动，鼓励患者自理，耐心倾听
气管套管拔除	确定拔管指征，作好拔管后的监测	◆ 拔管前彻底吸净痰液，检测呼吸、血氧饱和度，观察有无呼吸困难、发绀等缺氧症状 ◆ 安慰患者不要紧张，消除恐惧

案例七：颅咽管瘤术后水、电解质失衡患者的护理

【病例介绍】

1. 入院原因：患者男性，40岁，于2009年8月无明显诱因出现头痛，以双额颞为著，间断性，并逐渐出现视力下降，左侧下降明显，伴有周身乏力。MRI检查示颅咽管瘤。生化检查回报：甲状腺素37.14mmol/L，黄体酮＜0.2ng/ml，低于正常，催乳素结果高于正常，入院诊断为：颅咽管瘤。

2. 入院查体：神清语利，双瞳等大，直径2.5mm，对光反射存在，运动可，双眼右侧同向性偏盲，面纹对称，伸舌居中，无吞咽困难，无呛咳，感觉系统无异常，双上、下肢肌力V，肌张力、腱反射未见异常，共济运动良好，心肺检查未见明显异常。

3. 治疗过程：患者在全麻下行左额颞开颅颅咽管瘤切除术，手术顺利，术后护士严密观察患者的生命体征变化，准确记录24小时出入量，每日2次监测血生化变化，患者曾多次出现水、电解质紊乱，多饮、多尿，每日尿量为5000～10 000ml不等，复查甲状腺素、性腺激素水平仍低，经过激素等对症治疗后，患者于住院22天后康复出院。

【相关疾病知识】

1. 何谓颅咽管瘤?

答：颅咽管瘤是从胚胎期颅咽管的残余组织发生的良性先天性肿瘤。占颅内肿瘤的4%，但在儿童却是最常见的先天性肿瘤。本病的70%发生在15岁以下的儿童和少年。按照颅咽管瘤与鞍隔的关系可分为鞍内、鞍上和脑室内肿瘤。

2. 颅咽管瘤的主要临床表现有哪些?

答：(1) 颅内压增高症状：早期无颅内压增高，肿瘤向鞍上发展累及第三脑室前半部，闭塞室间孔导致脑积水而引起颅内压增高，患者表现为头痛、呕吐、视盘水肿以及展神经一侧或双侧麻痹。晚期颅内压增高患者可出现嗜睡乃至昏迷。

（2）视力、视野障碍：肿瘤位于鞍上常因直接压迫视神经、视交叉和视束，有70%～80%的患者出现视力、视野障碍，双颞侧偏盲或部分偏盲，左右不对称的视野缩小。

（3）垂体功能低下：肿瘤压迫，特别是鞍内型肿瘤，垂体前叶受压导致生长激素及促性腺激素分泌不足，从而出现生长发育障碍，骨骼生长迟缓甚至停止，表现为身材矮小，称之为垂体性侏儒。患者表现乏力倦怠、少动、食欲减退，男性阳痿，女性月经失调或停经。

（4）下丘脑损害：由于肿瘤向鞍上发展至第三脑室底部，下丘脑受压其结果可出现体温偏低、嗜睡、尿崩症，以及肥胖性生殖无能综合征。尿崩症约有10%为初发症状，表现为多饮、多尿，每24小时出入量可达数十升，这是视上核、室旁核、下丘脑、垂体后叶受累，导致抗利尿激素产生减少所致。

3. 目前颅咽管瘤的主要治疗方式有哪些？

答：目前手术仍是颅咽管瘤的主要治疗手段，放射治疗和化学治疗起辅助作用。需注意的是颅咽管瘤术前、术后常有明显的内分泌紊乱，因而手术前后对内分泌代谢紊乱的纠正，对治疗成功与否有不容忽视的作用。

4. 颅咽管瘤术后常见的并发症有哪些？

答：下丘脑损伤、无菌性脑膜炎、视力障碍、生长发育迟缓、性发育不全。

5. 常见的电解质紊乱类型有哪些？

答：（1）尿崩症：在无过多补液情况下，若每小时尿量大于160ml，尿比重低于1.005，应视为尿崩症。

（2）低钠血症、脑耗盐综合征（CSWS）：颅内疾病的过程中肾不能保存钠而导致进行性尿钠自尿中大量流失，并带走过多的水分，从而导致低钠血症和细胞外液容量的下降。

（3）高钠血症：血清钠大于145mmol/L，机体总钠量可增高、正常或减少。

（4）低钾血症：常为尿崩未补钾、进食减少、钾摄入不足所致。

(5) 高钾血症：常与肾功能受损或补钾过多有关。

【相关护理知识】

1. 手术前护理

症状及问题	护理原则	护理措施
患者头痛，间断性发作，以双额颞为著（潜在并发症颅内压增高）	护士及时发现患者脑疝发生先兆，通知医生给予处理	◆ 每15～30分钟巡视病房一次，注意观察患者意识变化 ◆ 遵医嘱定时测量血压、脉搏、呼吸、瞳孔并记录 ◆ 观察患者头痛的程度及呕吐情况 ◆ 遵医嘱给予脱水药并观察用药后的效果 ◆ 保持病房安静，减少探视人员 ◆ 准备好急救物品，如脑室穿刺包等
患者视力下降，左侧明显，伴有周身乏力（有受伤的危险）	加强安全管理，防止意外事件	◆ 将呼叫器放在患者可及处，并教会患者使用方法 ◆ 病区内布局合理，物品摆放整齐 ◆ 保持地面清洁干燥，无水迹，防止患者跌倒 ◆ 暖瓶及热水杯放置远离患者处，防止烫伤 ◆ 患者外出检查时，必须有人陪伴
患者因疾病和手术而产生焦虑心理	加强交流沟通及心理疏导，平复患者焦虑情绪	◆ 为患者讲述成功病例，使患者以科学的态度认识和接受自己 ◆ 安慰、体贴患者，使患者有亲切感，鼓励患者战胜疾病

续表

症状及问题	护理原则	护理措施
		◆ 创造良好温馨的病房环境，并主动热情地介绍环境 ◆ 用通俗易懂的语言向患者说明手术的目的、方法、注意事项，以及术后效果等

2. 手术后护理

症状及问题	护理原则	护理措施
颅脑手术后易发生颅内血肿及脑水肿，导致脑疝发生	严密注意患者病情变化，及时发现异常，配合医生进行救治	◆ 严密观察患者生命体征的变化，如有异常，及时通知医生 ◆ 床头抬高 30°，以利于血液回流，减轻脑水肿 ◆ 正确执行医嘱，按时给予脱水药物
患者多尿、烦渴、多饮，24 小时尿量可多达 5～10L，尿比重常在 1.005 以下，尿色淡如清水，易发生尿崩症	密切观察并准确记录出入量，发现异常，及时报告医生给予对症治疗	◆ 及时、准确记录出入量，进行单位时间内出入量总结，若每小时尿量大于 300ml，应及时通知医生处理 ◆ 注意患者皮肤弹性，及早发现脱水指征 ◆ 禁止摄入含糖高的食物，以免使血糖升高，产生渗透性利尿，使尿量增加 ◆ 根据患者电解质情况，选择适宜的饮品
◆ 口渴、厌食、乏力，重者出现脑功能损害（高钠血症）	严密观察患者的意识变化，及时发现患者电解质失调的症状和体	◆ 严密观察患者意识变化，当出现低钠血症/高钠血症时，患者首先表现为意识淡漠

续表

症状及问题	护理原则	护理措施
◆ 头晕，视物模糊，软弱无力，脉搏细速，站立时易晕厥，严重时神志不清，肌肉痉挛、抽搐，甚至昏迷、休克（低钠血症）	征，配合医生进行救治	◆ 观察患者皮肤弹性（高钠脱水、低钠水肿） ◆ 遵医嘱监测血生化，并关注检验结果 ◆ 根据血生化结果，进行饮食调整，低钠患者进食含钠高的食物，高钠患者饮用白开水（饮水量需参考血生化结果进行计算） ◆ 准确记录每小时尿量，总结24小时出入量，监测尿比重
◆ 神经、肌肉兴奋性降低，四肢软弱无力，精神委靡，腹胀，肠鸣音减弱甚至肠麻痹，心律失常等（低钾血症） ◆ 一般无特异性表现，重者可出现微循环障碍，表现为心律不齐，心搏骤停（高钾血症）	注意观察患者有无水、电解质失调的症状和体征，配合医生进行检查和治疗	◆ 口服补钾为主 ◆ 静脉补钾应注意浓度、速度及总量，浓度＜40mmol/L，速度＜20mmol/L，总量每日不超过100～200mmol/L ◆ 见尿补钾：＞40ml/h ◆ 有心电图改变或血钾＞7.5mmol/L，应抗心律失常治疗 ◆ 必要时透析治疗
相关知识缺乏	进行出院指导，维护患者健康	◆ 预防感染：出院后1个月方可洗头，保持伤口清洁干燥，避免抓挠，以免造成局部感染 ◆ 发现尿量增多，头痛，视力、视野及意识变化等，请及时就诊

续表

症状及问题	护理原则	护理措施
		◆ 服用抗癫痫和激素药物需严格遵守医嘱，调整药物需医生同意 ◆ 定期门诊复查血生化及影像学检查

案例八：颈静脉孔区肿瘤术后的护理

【病例介绍】

1. 入院原因：患者女性，47 岁，因饮水呛咳、吞咽困难 11 个月，MRI 示颈静脉孔区肿瘤，以颈静脉孔区肿瘤收入院。

2. 入院查体：体温 36.2℃，脉搏 102 次/分，呼吸 20 次/分，血压 118/61mmHg。神志清楚，双瞳等大、等圆，直径约 3mm，对光反射灵敏，视力、视野粗测正常，双耳听力未见异常，吞咽困难，饮水呛咳，声音嘶哑，走路不稳，四肢肌力、肌张力正常。

3. 治疗过程

(1) 手术当天：患者在全身麻醉下行远外侧入路肿瘤全切术，术中见后组神经和小脑后下动脉有粘连，在显微镜下小心分离，分块切除肿瘤，术中出血 2000ml，输异体红细胞 260ml，异体血浆 400ml，术毕带气管插管安返 ICU 病房，于 2 小时后患者清醒，痰多，咳嗽反射差，血氧饱和度 98%，自主呼吸 16 次/分。

(2) 术后第 2 天：行气管切开术，下鼻饲管给予流食饮食，左面部轻度面瘫，左眼睑闭合不全。

(3) 术后第 3 天：抬高床头 30°坐起时，患者诉鼻腔有清亮液体流出，考虑为脑脊液鼻漏，嘱患者绝对卧床休息，勿抠鼻、擤鼻、咳嗽、打喷嚏等。

(4) 术后第 5 天：脑脊液鼻漏好转。

(5) 术后第 46 天：患者能独立行走，肌力上下肢为Ⅴ

级，气切插管和胃管已拔，能自行咳痰，饮食以半流食为主，左眼睑轻度闭合不全，痊愈出院。

【相关疾病知识】

1. 何谓颈静脉孔区肿瘤?

答：是发生在颅底颈静脉孔内及附近的肿瘤，又称类颈动脉体瘤、化学感受器瘤，可发生在 10 岁以上任何年龄组，女性多于男性，病程从 1 个月到 28 年不等，以后组脑神经受累为主，多为单发性肿瘤，很少有家族性遗传倾向。

2. 颈静脉孔区肿瘤的主要临床表现有哪些?

答：早期患者多有头晕、眩晕等症状，随后有外耳道反复出血、耳鸣、进行性耳聋，后期有耳部疼痛、面瘫、面部麻木、视物成双等，肿瘤位于颈静脉孔区附近，后组脑神经损害症状有声音嘶哑，饮水呛咳，患侧软腭麻痹，咽反射消失。

3. 目前颈静脉孔区肿瘤的诊断依据是什么?

答：根据患者后组脑神经损害（吞咽困难、进食困难、伸舌偏斜）及以耳鸣、耳聋为主的症状和体征，结合头颅 X 线平片和头颅 CT 所示颈静脉孔区骨质破坏和占位征象，可考虑颈静脉孔区肿瘤。

4. 颈静脉孔区肿瘤临床治疗的主要方法是什么?

答：以手术治疗为主，全身麻醉下行远外侧入路肿瘤全切术。

5. 颈静脉孔区肿瘤的临床护理要点有哪些?

答：①气切的护理，②面瘫的护理，③脑脊液漏的护理，④暴露性角膜炎的护理，⑤鼻饲饮食的护理。

【相关护理知识】

1. 手术前护理

症状及问题	护理原则	护理措施
患者吞咽困难、饮水呛咳、声音嘶哑 11 个月（潜在并发症误吸）	注意膳食和营养，防止发生误吸	◆ 选择半流质饮食，进食时需要护士进行床旁观察 ◆ 嘱患者进食时，要细嚼慢咽，防止食物进入气管

续表

症状及问题	护理原则	护理措施
		◆ 饭后协助患者清水漱口，清洁口腔
患者走路不稳，有外伤的危险	加强安全管理，防止意外事件	◆ 将呼叫器放在患者可及处，并教会患者使用方法 ◆ 病区内布局合理，物品摆放整齐 ◆ 保持地面清洁干燥，无水迹，防止患者跌倒 ◆ 暖瓶和热水杯放置在远离患者处，防止烫伤 ◆ 患者外出检查时，必须有人陪伴

2. 手术后护理

症状及问题	护理原则	护理措施
颅脑手术后易造成颅内出血或脑水肿，导致脑疝发生	严密监测患者生命体征及血氧的变化，及时发现异常改变	◆ 严密观察生命体征变化，尤其是呼吸次数、频率、幅度的变化 ◆ 观察患者血氧分压变化，维持血氧饱和度在 95%～100%之间 ◆ 充分叩背、吸痰，持续低流量吸氧，保证血氧正常
患者术后痰多，咳嗽反射差，血氧饱和度 98%，自主呼吸 16 次/分，给予气管切开术	进行有效的呼吸道管理，保持呼吸道通畅，减少患者肺部感染的发生	◆ 配合医生进行气管切开 ◆ 保持病房清洁，维持室温为 18～22℃，湿度为 50%～60% ◆ 定时给予翻身、叩背、吸痰，及时清理呼吸道

续表

症状及问题	护理原则	护理措施
		◆ 采取雾化、冲洗气道等方式进行气道湿化 ◆ 做好气切管路护理，防止逆行感染 ◆ 监测血气的变化，根据血氧分压和二氧化碳分压及其比例调节吸氧的流量
患者饮水呛咳，吞咽困难，术后给予鼻饲饮食	保证机体营养及鼻饲安全，防止误吸发生	◆ 鼻饲前先确定胃管位置，检查食物残留量 ◆ 鼻饲时应抬高床头 30° ◆ 鼻饲中及鼻饲后 30 分钟内尽量不要吸痰，以免刺激患者呕吐，引起误吸 ◆ 严格控制鼻饲速度，避免速度过快 ◆ 吞咽功能的训练，咽部冷刺激，空吞咽训练
颅脑手术后，易发生胃肠应激性溃疡	准确执行医嘱，提供适宜饮食，防范溃疡发生	◆ 遵医嘱按时给予抑酸药物 ◆ 避免对胃黏膜造成伤害的饮食 ◆ 密切观察患者大便颜色
患者术后出现左面部轻度面瘫，左眼睑闭合不全，易导致角膜溃疡	采取有效方法保护角膜，防止溃疡的发生	◆ 保持环境清洁，嘱患者勿用不洁之手揉擦眼部，遵医嘱给予眼药膏和眼药水滴眼 ◆ 用油纱遮挡保护角膜，避光眼罩遮盖眼睛，严重闭合不全时，建议医生进行眼睑缝合
患者鼻腔有清亮液体流出，提示有脑脊液鼻漏的可能	减少外源性感染因素，防止颅内感染	◆ 密切观察有无颅内感染的发生，监测体温变化，注意有无头痛、呕吐、颈项强直等脑膜刺激征

续表

症状及问题	护理原则	护理措施
		◆ 禁止鼻腔吸痰及插胃管，嘱患者勿抠鼻、擤鼻等、避免逆行感染 ◆ 嘱患者绝对卧床，可抬高床头30°，使脑组织移向颅底而封闭漏口，减少脑脊液的流出 ◆ 避免颅内压增高，保持大小便通畅，预防感冒，避免咳嗽、打喷嚏等高压气流的冲击，以免加重漏口损伤
缺乏相关疾病知识	进行出院指导，维护患者健康	◆ 预防感染：出院后1个月方可洗头，保持伤口清洁干燥，避免抓挠，造成局部感染 ◆ 若鼻腔有清亮液体流出或自感咽后壁有咸性液体，应立即就诊 ◆ 嘱患者进食时，速度要慢，量要少，防止误吸 ◆ 遵医嘱按时服药，不可自行增减药量 ◆ 遵医嘱定期门诊复查

案例九：小儿下丘脑错构瘤的术后护理

【病例介绍】

1. 入院原因：患儿男性，7岁，于4岁时出现无诱因的发作性痴笑，每日十余次，每次20～40秒，无肢体抽搐。服用抗癫痫药无明显效果。6岁时出现性早熟，表现为阴茎增大，有勃起，声音变粗，智力发育较差，脾气急躁，具有攻击行为，门诊以下丘脑错构瘤收入院。

2. 入院查体：神志清楚，体温 36.7℃，脉搏 96 次/分，呼吸 22 次/分，血压 92/72mmHg，双瞳孔等大、等圆，直径约 2.5mm，对光反射灵敏，伸舌居中，颈软，脑膜刺激征阴性，四肢肌力和肌张力正常，巴宾斯基征（—），生殖器明显增大，周围有阴毛，较同龄人记忆力差，情绪不稳定，易烦躁，有异常行为。MRI 显示为下丘脑圆形肿物，注药无强化，肿物基部在乳头体并充满脚间池。入院诊断为下丘脑错构瘤。

3. 救治过程

（1）手术当天：患者在全身麻醉下行右额颞开颅下丘脑错构瘤切除术。

（2）术后第 2 天：患儿出现了下丘脑损伤的症状，高热（体温 38.5℃以上），给予患者物理降温。

（3）术后第 3 天：患儿出现了低钠血症，血钠 130mmol/L，意识淡漠，嗜睡，遵医嘱给予补钠，输入 0.9%NaCl 500ml＋10%NaCl 50ml 静脉补钠，同时给予患者口服补液盐 3 次/日，每次 13.95g，鼓励患者多食含钠较高的食物，三餐加入一定量的咸菜等。

（4）术后第 7 天：患儿高钠 155mmol/L，给予患者饮白开水 2000～3000ml，并限制含钠溶液的输注，每日血生化检测至少 2 次，根据血生化检验结果，进行治疗及饮食的调整。

（5）术后第 35 天：患儿康复出院。

【相关疾病知识】

1. 何谓下丘脑错构瘤？

答：下丘脑错构瘤又称下视神经元错构瘤，是一种罕见的脑组织先天性发育异常，发病多在儿童早期，平均年龄为 29 个月，女性稍多于男性。

2. 下丘脑错构瘤的主要临床表现有哪些？

答：下丘脑错构瘤有其独特的临床表现，多数发生在儿童早期，表现有痴笑性癫痫，性早熟，行为异常，或其他类型癫痫，个别病例可无症状。

3. 临床治疗方法有哪些?

答：(1) 手术治疗：①右额颞开颅肿瘤切除，②右额开颅经胼胝体-透明隔-穹隆间入路肿瘤切除。

(2) 药物治疗：单纯性早熟者可药物治疗，疗效肯定，但需一直用药到青春期，费用昂贵，绝大多数家庭难以承受，而对于痴笑样癫痫任何药物均无效。

(3) 立体放射外科治疗：普通放射治疗无效，伽马刀治疗病例较少，对有痴笑或癫痫大发作的患者效果较好，但起效时间长。对性早熟尚缺乏临床资料。

4. 下丘脑错构瘤并发症的预防及护理有哪些?

答：(1) 中枢性高热患儿的护理：①宜采用物理降温，冰袋放置前额、腋窝、腹股沟、颈部两侧；②冷湿敷，将毛巾以冷水或冰水浸湿后拧至半干，敷于头部、四肢；③酒精擦浴，用小毛巾浸于30%酒精内，然后拧至半干，按顺序擦颈部双侧、上肢、腋窝、腹股沟、下肢、腘窝等，忌擦前胸、腹部、足底部；④温水擦浴，用32～34℃温水擦浴，顺序如酒精擦浴；⑤冰毯机降温，将冰毯置于患儿体下，将探头置于腋下或肛门，设定好温度，启动冰毯机，冰毯机可24小时监测体温，当体温高于设定温度，冰毯机会持续降温；⑥降温处理后30分钟复测体温，观察患儿有无体温骤降、大汗淋漓、软弱无力等情况，如有上述虚脱表现应立即给予患儿保暖，饮温淡盐水，必要时静脉补液。

(2) 电解质紊乱的护理：①严密观察患儿的意识变化，因电解质平衡失调首先表现在意识的改变。如躁动不安，哭闹，严重时可转为昏迷状态。②认真记录24小时出入量，严密观察尿量及尿液的颜色，当尿量每小时大于200ml、颜色浅白时立即报告医生，有可能发生尿崩症。③及时送检患儿的血生化、尿液标本并及时取回化验结果，以便早期发现电解质失调的情况。④根据血生化的化验指标，遵医嘱及时补液，调整微量元素在血中的含量。

【相关护理知识】

1. 手术前护理

症状及问题	护理原则	护理措施
患者智力发育较差，脾气急躁，具有攻击行为，有受伤的危险	注意患儿安全，加强防护，以防意外事件	◆ 对于痴笑性癫痫病史的患儿应加强防护，注意安全 ◆ 有自伤或他伤倾向的患儿要加强防范措施，必须有专人陪护，将能伤人的物品放置在患儿触及不到的地方 ◆ 护士及家属应密切观察患儿的情绪和行为变化
患儿因其体型、容貌异常及第二性征的改变，常受到周围人的嘲笑，患儿自卑心理严重，孤独，少语	加强患儿心理护理，使患儿能较好地配合治疗和护理	◆ 对行为异常的患儿言谈举止应和蔼、亲切，避免语言刺激，既要用儿童理解的语言，又要考虑到他的心理特点，尽量保持其情绪稳定 ◆ 患儿感情脆弱，护理人员应像慈母一样关怀患儿

2. 手术后护理

症状及问题	护理原则	护理措施
颅脑手术后，易发生颅内血肿或脑水肿，导致脑疝发生	严密观察生命体征变化及病情变化，及时发现异常	◆ 严密观察患者生命体征的变化，发现异常及时报告医生 ◆ 遵医嘱准时给予脱水剂，控制脑水肿 ◆ 抬高床头 30°以利于静脉回流，减轻脑水肿 ◆ 注意患儿体征的变化，如性早熟患儿乳核变软，痴笑样癫痫发作次数等

续表

症状及问题	护理原则	护理措施
患者出现下丘脑损伤症状，体温高热，水、电解质紊乱	积极治疗并发症，维持机体水、电解质平衡，防止中枢性高热	◆ 体温高热时，遵医嘱给予物理降温，嘱患者多饮水，30分钟后复测体温 ◆ 严密监测24小时出入量及每小时尿量的变化，当尿量每小时大于200ml、颜色浅白时立即报告医生，以防尿崩症的发生 ◆ 遵医嘱按时检查血生化，根据指标及时补充钾、钠离子 ◆ 注意血生化结果，及时通知医生给予纠正 ◆ 根据血生化结果，通过饮食、饮水方式协助进行水、电解质的调整
患儿情绪烦躁，易出现护理安全问题	加强安全管理，建立良好的护患关系，防范意外事件	◆ 尊重患儿，态度和蔼，言语温和，操作要注意遮挡患儿 ◆ 适当进行手的保护，防止抓伤伤口
缺乏相关疾病知识	做好患儿家长的健康宣教，维持患儿的身心健康	◆ 鼓励患儿与同龄伙伴玩耍、交流，建立健康的人格，提高自信心 ◆ 加强锻炼，进食高蛋白质、富含营养的饮食，以增强机体抵抗力 ◆ 指导家属做好病情观察，如出现头痛、呕吐、尿崩症等应及时就诊 ◆ 嘱家属术后3～6个月门诊复查MRI及血生化检查

案例十：髓内肿瘤患者手术的护理

【病例介绍】

1. 入院原因：患者男性，45岁，于4年前无明显诱因出现双手麻木，颈部疼痛不适，当地医院就诊未发现明显异常，未行特殊治疗，症状相对稳定。1年前开始出现双手无力，活动不灵，双脚麻木无力，有时走路跌倒，逐渐加重，大便便秘，小便尚可，无明显头晕、头痛、恶心、呕吐，无二便失禁，无饮水呛咳、吞咽困难，无明显胸闷、憋气。行MRI检查示颈2～7髓内占位，室管膜瘤。

2. 入院查体：神清，语利，查体合作，双瞳等大，左：右＝3mm：3mm，对光反射灵敏，面纹对称，面部感觉对称，咽反射迟钝，颈软，双腹壁反射、提睾反射减弱，双上肢肌力Ⅳ级，双下肢肌力Ⅳ级，双下肢腱反射活跃，肌张力略高。四肢及躯干深浅感觉减退，共济运动差。

3. 救治过程：患者在全身麻醉下行颈2～7髓内肿瘤切除术，术毕带气管插管返回病房，给予氧气吸入，于30分钟后清醒，精神弱，保留导尿管通畅，双上肢及双下肢肌力Ⅴ级，呼吸16次/分，血压120/75mmHg，脉搏88次/分，血氧饱和度95%，伤口敷料有轻微渗血，主诉伤口疼痛，于第2日拔出气管插管，呼吸平稳，血氧饱和度94%，术后经过护理人员的精心护理，患者康复出院。

【相关疾病知识】

1. 何谓髓内肿瘤？

答：髓内肿瘤又称脊髓内肿瘤，分原发性和继发性两类，后者是指从颅内播散至椎管腔内者，如髓母细胞瘤、星形细胞瘤、多形性胶质母细胞瘤、第四脑室的室管膜瘤等都可播散至脊髓。原发于脊髓的胶质瘤也可向颅内播散，但非常罕见。

2. 髓内肿瘤的主要临床表现有哪些？

答：（1）文献中报道为60%～68%的患者首发症状以

疼痛多见，引起疼痛的原因是多方面的，如肿瘤压迫脊髓丘脑束的纤维，侵入后角细胞，使神经根和硬脊膜压向脊椎骨，造成局部脊髓缺血而引起疼痛。疼痛可为单侧或双侧。

(2) 以运动功能障碍为首发症状者占 21%，感觉异常者占 18%，可以双侧不对称。

3. 髓内室管膜瘤的主要治疗有哪些?

答：髓内室管膜瘤是由脊髓内的神经管内室管膜发生的，在中央管内上下生长，其边界清楚，表面有细微假性包膜，质软，血液供应中等。以手术切除为主，全切除率为 90%～100%，极少复发。

4. 髓内肿瘤并发症的预测与护理有哪些?

答：(1) 高位颈髓患者应严密监测患者的呼吸变化、频率、节律，以及血氧饱和度。抑制呼吸的镇静药要慎用，若呼吸困难，必要时给予呼吸机辅助呼吸，预防呼吸衰竭的发生。

(2) 术中由于组织牵拉，术后 2～3 天为水肿高发期，术后 1 周为血肿期，注意如下几点：①观察患者的四肢肌力、感觉情况、伤口疼痛程度以及持续时间；②注意伤口情况，若发现伤口渗液、渗血过多，及时通知医生；③倾听患者主诉，若患者背部及四肢疼痛难忍、烦躁，或感觉平面上升、双下肢瘫痪加重等情况，及时通知医生；④遵医嘱按时输入脱水药。

【相关护理知识】

1. 手术前护理

症状及问题	护理原则	护理措施
肿瘤压迫脊髓丘脑束造成疼痛，患者产生焦虑心理	尽量减轻疼痛，缓解患者焦虑情绪	◆遵医嘱给予缓解疼痛的相关治疗 ◆向患者讲解造成疼痛的原因，让患者对疾病知识有所了解

续表

症状及问题	护理原则	护理措施
患者双手无力，活动不灵活，双脚麻木无力，有时走路跌倒，有受伤的危险	加强安全管理，防止意外发生	◆ 将呼叫器放在患者可及处，及时满足患者生活需要 ◆ 病区内布局合理，物品摆放整齐 ◆ 保持地面清洁干燥，无水迹，防止患者跌倒 ◆ 暖瓶和热水杯放置于远离患者处，防止烫伤 ◆ 患者如厕、外出检查时，必须有人陪伴
患者便秘	协助患者排便，建立规律性排便习惯	◆ 给予患者腹部顺时针按摩，增加肠蠕动 ◆ 鼓励患者多饮水，多食纤维素丰富的食物 ◆ 嘱患者勿用力排便以防颅内压增高 ◆ 协助患者床上排便给予屏风遮挡，避免患者情绪紧张 ◆ 必要时遵医嘱给予缓泻剂或灌肠处理

2. 手术后护理

症状及问题	护理原则	护理措施
◆ 髓内肿瘤手术刺激呼吸中枢，易影响呼吸功能 ◆ 髓内肿瘤手术后，易造成出血和水肿	严密监测生命体征变化，保证术后安全	◆ 严密监测患者的呼吸频率、节律，及血氧饱和度。抑制呼吸的镇静药要慎用，若呼吸困难，必要时给予呼吸机辅助呼吸 ◆ 严密观察四肢活动及感觉平面变化，早期发现脊髓血肿和水肿

续表

症状及问题	护理原则	护理措施
		◆ 患者对冷热、疼痛感觉减退，用热水袋时要防止烫伤，使用冰袋等降温时要防止冻伤 ◆ 术后患者翻身时要呈直线，以“轴式”翻身法二人动作协调，以防脊髓损伤 ◆ 卧硬板床，床要干燥、平整、柔软 ◆ 必要时，戴颈托
患者在全身麻醉下行颈2～7髓内肿瘤切除术，术毕带气管插管返回病房，给予氧气吸入	加强呼吸道管理，保持患者呼吸道通畅，预防肺部感染	◆ 给予患者按时翻身、叩背、吸痰，保持气道通畅 ◆ 密切观察患者生命体征、血氧饱和度、意识、瞳孔的改变 ◆ 遵医嘱给予氧气吸入，防止脑缺氧 ◆ 教会患者有效咳嗽的方法，定时听诊双肺呼吸音
患者术后留置尿管（潜在并发症感染）	有针对性地给予护理，减少并发症的发生	◆ 每日消毒尿道口2次，定期更换尿管、尿袋，定时夹闭开放尿管 ◆ 向患者及家属作好宣教，同时鼓励患者多饮水，保持尿管通畅，防止尿路感染 ◆ 每日监测体温4次并记录
患者长期卧床易并发压疮和深静脉血栓	给予针对性护理，减少并发症发生	◆ 给予弹力袜应用，防止下肢深静脉血栓形成 ◆ 鼓励患者早期进行功能锻炼，改善血液循环，促进新陈代谢，增加关节的活动

续表

症状及问题	护理原则	护理措施
		度，增强肌力，促进神经功能恢复 ◆ 鼓励患者定时做主动和被动锻炼，防止深静脉血栓形成 ◆ 应用气垫床，定时翻身，预防压疮
缺乏相关疾病知识	进行知识指导，维持患者的身心健康	◆ 注意劳逸结合，保持情绪稳定 ◆ 注意饮食卫生，给予高营养、易消化、粗纤维的食物，保持大便通畅 ◆ 正确戴颈托，做到躺时戴、躺时摘 ◆ 加强肢体锻炼，防止烫伤和冻伤 ◆ 遵医嘱定期门诊复查，如出现肢体肌力下降及时就诊

案例十一：肉毒毒素中毒患者的护理

【病例介绍】

1. 入院原因：患者女性，25 岁，入院前两周出现咽痛、吞咽困难，伴恶心、呕吐，按上呼吸道感染给予相应治疗后，症状进行性加重，不能进食，声音嘶哑，呼吸自觉费力；入院前 3 天突发意识丧失，自主呼吸消失，二便失禁，血气分析示Ⅱ型呼吸衰竭，立即给予经口气管插管接呼吸机辅助呼吸，并及时给予留置胃管、尿管，给丙种球蛋白及补液治疗，以“肌无力待查”收入院。

2. 入院查体：入 ICU 后患者体温 37℃，脉搏 100 次/分，呼吸 16 次/分，血压 160/90mmHg，神志清楚，双侧瞳孔等大、等圆，直径 2.5mm，对光反射（++），双上肢肌力Ⅱ级，双下肢肌力Ⅴ级。

3. 救治过程

（1）入院后立即给予气管切开，呼吸机辅助呼吸（机械通气方式 A/C，呼吸频率 16 次/分，潮气量 0.45L/min，氧浓度 30%），同时给予维生素 B_1、甲钴胺（弥可保）、水溶性维生素、β-七叶皂苷等药物静脉输液，溴吡斯的明 60mg 口服，每 8 小时一次。

（2）第 2 日行腰椎穿刺术，脑脊液压力 210mmH_2O，外观清亮透明，化验结果细胞数 0 个，蛋白质 12mg/dl，不符合蛋白-细胞分离现象，进一步询问病史，最终患者提供曾在美容院注射 A 型肉毒毒素，故考虑肉毒中毒，进一步化验结果证实为 A 型肉毒中毒（弱阳性）。诊断更改为“肉毒毒素中毒”。

（3）第 7 日起给予 A 型肉毒抗毒素 10 000IU，每 12 小时一次肌内注射。

（4）第 20 日，患者自主呼吸逐步恢复，呼吸机方式调整为 SIMV，并逐步撤机。

（5）第 25 日，患者可自行排尿，将留置尿管拔除。双上肢肌力Ⅲ级，双下肢肌力Ⅴ级。

（6）第 35 日，患者撤机成功，可自行进食，将留置胃管拔除。

（7）第 45～60 日，尝试对患者气管切开套管进行堵管，但在堵管过程中，患者焦虑明显，给予盐酸氟西汀（百忧解）口服并加强心理护理，逐步完成堵管过程，成功拔管。肢体肌力为左上肢肌力近端Ⅳ$^+$级，远端Ⅴ级，右上肢肌力近端Ⅳ级，远端Ⅴ级，双下肢肌力Ⅴ级，生活完全自理，康复出院。

【相关疾病知识】

1. 何谓肉毒毒素中毒?

答：肉毒毒素中毒由肉毒梭状芽胞杆菌感染引起。特点是对称性、下行性运动神经迟缓性瘫痪和自主神经功能障碍。当厌氧肉毒梭状芽胞杆菌孢子产生的蛋白神经毒素阻断了神经-肌肉传递时，即出现此症状。瘫痪常常开始于脑神经，然后影响到上肢和呼吸肌，最后累及下肢。严重时呼吸肌广泛受累，导致呼吸泵衰竭，除非机械通气支持，否则将导致患者死亡。因此肉毒毒素中毒患者在急性期应立即急救，防止呼吸衰竭的发生。

2. 肉毒毒素中毒的诊断要点有哪些?

答：主要是临床诊断，毒素或生物学检查可证实诊断，35%病例血清中分离出血清，如果在摄入后 2 天以上收集标本，则阳性率下降。肉毒毒素中毒需与吉兰-巴雷综合征、脊髓灰质炎、白喉、抽搐性瘫痪、重症肌无力和镁中毒相鉴别；延髓麻痹伴上升性瘫痪、瞳孔对光反射迟钝和感觉正常提示肉毒毒素中毒。

3. 目前肉毒毒素中毒的救治方法有哪些?

答：主要治疗为支持治疗。有呼吸衰竭危险者进行气管插管或气管切开，如最近摄入污染食物应考虑肠道清除或诱导呕吐外伤性肉毒毒素中毒者早期应用抗生素和手术清除，避免使用神经-肌肉接头阻滞剂。特异治疗早期应用三价抗毒素以中和 A、B、E 型毒素，2～4 小时重复使用，如有必要可间隔 12～24 小时重复使用。

4. 肉毒毒素中毒救治的效果如何?

答：肉毒毒素中毒整体死亡率低于 1%，婴儿肉毒毒素中毒死亡率低于 2%，60 岁以上人群死亡率较高。恢复需数周至数月以上，依赖于运动神经元产生的神经再支配，呼吸支持需数月，肌无力及神经功能紊乱可持续 1 年以上。

5. 肉毒毒素中毒并发症如何预测与预防?

答：(1) 可见肢体无力、麻木，应预防跌倒、碰伤、烫伤等不良事件的发生。

(2) 病程长，恢复较慢，可见肢体远端肌肉萎缩、气道湿化不足、咳嗽无力、呼吸机撤离困难等并发症。应加强心理护理，增强患者自信心；早期保持肢体功能位，给予康复训练；加强气道湿化，保持气道通畅。

【相关护理知识】

1. 急性期护理

症状及问题	护理原则	护理措施
病情急剧加重，突发意识丧失，自主呼吸消失，血氧饱和度下降。血气分析示pH7.1，PO_2 66mmHg，PCO_2 68mmHg。提示Ⅱ型呼吸衰竭	保持气道通畅，维持正常的呼吸功能，及时、迅速建立有效的呼吸支持手段	◆ 改善缺氧状态：立即开放气道，建立人工气道，气管插管，呼吸机辅助呼吸 ◆ 观察呼吸的频率、幅度、形态变化，有无胸闷、气短、呼吸困难，监测生命体征、血气分析有无异常 ◆ 监测患者机械通气后的呼吸、血气分析以及患者的神志、生命体征的变化
咳嗽无力，双肺呼吸音低	预防感染，给予各种措施，减少患者肺部感染的发生	◆ 评估患者痰液的性质、量、颜色以及黏稠度，定期做好痰培养，定期给予患者翻身、叩背，加强胸肺部物理治疗，保持气道湿化，必要时给予体位引流 ◆ 做好呼吸机应用的管理：呼吸机管路每周更换一次，管路长短适宜，防止牵拉。冷凝水随时倾倒在含氯的消毒液内，积水瓶放置于管路最低点。正确给予呼吸机患者气道吸引
吞咽困难，建立人工气道（气管插管）后不能经口进食	保证喂养安全，防止误吸的发生	◆ 给予管饲喂养，根据患者的营养状态选择营养液，保证每日热量供给 ◆ 抬高床头30°，每4小时抽吸胃液一次，监测胃内残留

续表

症状及问题	护理原则	护理措施
		◆ 观察喂养管的位置及固定处皮肤情况 ◆ 气道吸引前应停止喂养，防止患者由于气道刺激诱发呕吐，引起误吸 ◆ 应用营养泵给予持续泵入
尿失禁，自主神经功能障碍引起尿道括约肌松弛	早期解除患者排尿障碍，密切观察出入量，保持出入量的平衡	◆ 给予留置导尿，定期更换并随着病情的好转，观察患者自行排尿情况，早期及时拔管 ◆ 做好留置导尿的护理，给予抗反流引流袋的应用，勿抻拉、压、折尿管，减少感染的发生 ◆ 定期夹闭尿管，训练膀胱功能

2. 治疗期护理

症状及问题	护理原则	护理措施
肉毒抗毒素应用，进行抗病毒治疗，易出现过敏反应	准确用药，用药前进行过敏试验，观察用药后不良反应	◆ 用药前按医嘱给予药物过敏试验，若试验过敏者需进行脱敏治疗 ◆ 密切观察用药后疗效及不良反应 ◆ 药物放置于4℃冰箱内储存，现用现取
患者神志转清，对于建立人工气道多有不适，对于疾病的发展现	与患者进行有效沟通，缓解患者情绪波动，讲解疾病相关知识	◆ 告知患者建立人工气道的重要性，防止患者拔管或吐管 ◆ 使用多种沟通方法与患者进行有效沟通（如需求/沟通

续表

症状及问题	护理原则	护理措施
状无心理准备，出现焦虑、烦躁、不配合等情绪波动		卡、写字板、口型分析等）及时满足患者需求 ◆ 告知患者疾病发展及转归的情况，并举出多个成功案例以减轻患者心理压力，消除紧张情绪
压疮、肺部感染、下肢深静脉血栓等并发症	给予针对性护理，减少并发症发生	◆ 预防压疮的护理：应用气垫床，定时翻身、叩背，使用水囊减少局部的压迫。患侧肢体给予被动功能锻炼 ◆ 定时叩背或应用振动排痰仪，雾化吸入以及气道吸引，减少肺部感染 ◆ 给予弹力袜应用，防止下肢深静脉血栓形成

3. 恢复期的护理

症状及问题	护理原则	护理措施
长期给予机械通气，对呼吸机产生了依赖心理	做好气道管理，监测撤机的效果。循序渐进地进行撤机治疗。促进患者自主呼吸	◆ 撤机时要逐渐撤离，可从日间撤离开始，撤机当日应有医护人员进行监护，时间应从1～2小时开始撤离，每日增加撤离时间 ◆ 观察患者撤机后的血氧状态、生命体征的变化。尤其注意观察患者有无多汗、心率快等异常情况，防止自主神经紊乱导致心搏骤停 ◆ 撤机过程中加强气道湿化，保证气道通畅

续表

症状及问题	护理原则	护理措施
长期应用人工气道，对人工气道产生依赖，当拔除气管套管时出现焦虑、恐惧心理	监测堵管的效果，循序渐进地进行堵管治疗，增强患者自信心	◆ 告知患者自身已具备堵管的条件，增强患者自信心 ◆ 逐步进行堵管，可从堵1/3管开始，2～3天后逐渐过渡到堵1/2管、堵全管 ◆ 堵管过程中观察患者生命体征变化、自行咳痰情况
患者四肢肌力恢复到Ⅳ～Ⅴ级，自主呼吸恢复	根据患者病情恢复程度，适当锻炼患者自理能力	◆ 嘱患者每日进行循序渐进的肢体活动，提高患者四肢的肌力 ◆ 尽早做床上主动、被动训练，从协助到训练患者洗漱、更衣、进食、如厕等自理内容
相关知识缺乏	进行出院指导，维护患者健康	◆ 告知患者不能随意进行肉毒毒素的应用，特别是近年因美容而兴起的使用，使肉毒毒素中毒的几率增加、危险性增大。无论注射部位不当或是剂量过大，均可导致肉毒毒素中毒，因此医护人员应特别做好宣教工作，减少其发病率的增加

案例十二：高渗脱水药物外渗导致脑梗死患者肢体肿胀的护理

【病例介绍】

1. 入院原因：患者女性，72岁，主因“意识不清，左侧肢体无力6小时”，头颅CT示：右侧大脑半球低密度灶，脑沟部分消失，以“脑梗死”收入神经内科 ICU。

2. 入院查体：心率 100 次/分，呼吸 16 次/分，血压 168/100mmHg，呈嗜睡状态，能正确回答问题，双侧瞳孔等大、等圆，直径 2.5mm，对光反射灵敏，左侧鼻唇沟变浅，伸舌左偏，左侧肢体肌力 0 级、肌张力减低、感觉障碍，右侧肢体肌力Ⅴ级，双膝腱反射（＋＋），左侧巴宾斯基征（＋）。入院后予脱水降颅压，改善循环，营养脑细胞及营养支持等对症治疗。

3. 救治过程

(1) 入院后给予患者甘露醇、甘油果糖药物脱水降颅压治疗。

(2) 治疗过程中患者出现高渗液外漏，导致患者出现皮肤的损伤。具体过程：患者左前臂（患肢）外周静脉留置针处，给予输入甘油果糖注射液 250ml，并使用德国贝朗容积输液泵以 80ml/h 的速度泵入，输入过程中护士发现患者穿刺处有液体渗出，局部皮肤有 5cm×8cm 肿胀，立即停止剩余的 80ml 输液，并将留置针拔除，给予 50％硫酸镁局部湿敷，并将患肢抬高。2 小时后肢体肿胀扩散至整个左上肢，皮肤苍白发亮，半透明状，皮肤紧缩，有渗出。当日急请外科换药室会诊，将表皮内液体抽吸后，给予水胶体敷料外敷左上肢，并持续抬高患肢。即做左上肢血管超声示：静脉血流通畅，可见皮下组织间隙液性无回声区，不规则。提示：软组织水肿。

(3) 给予针对性的换药及护理后，再次进行血管超声示软组织水肿完全消失，表皮结痂、脱落，局部皮肤好转。

【相关疾病知识】

1. 何谓药液渗出？发病原因是什么？

答：渗出是指由于输液管理疏忽造成的非腐蚀性的药品或溶液进入周围组织，而没有进入正常的血管通路。其发病原因可能与以下因素有关：导管固定不妥发生移位或脱出，所输注药液 pH 值或渗透压过高或过低，所用静脉脆性过高，穿刺过浅或过深使导管没有完全进入血管或穿刺部位在关节处等。

2. 药液渗出的临床表现与分级是怎样的?

答：渗出的级别是判断渗出严重程度的有效标准，有助于区分、记录、管理、追踪和评估渗出的进展。故将渗出分级如下（2006 年美国静脉输液护理学会标准)：

渗出分级标准

级别	临床症状
0 级	没有症状
1 级	皮肤发白，水肿范围最大处直径小于 2.5cm，皮肤发凉，伴有或不伴有疼痛
2 级	皮肤发白，水肿范围最大处直径小于 2.5～15cm，皮肤发凉，伴有或不伴有疼痛
3 级	皮肤发白，半透明状，水肿范围最大处直径大于 15cm，皮肤发凉，中等度疼痛，可能有麻木感
4 级	皮肤发白，半透明状；皮肤紧绷，有渗出；皮肤变色，有淤伤、肿胀；血肿范围最大处直径大于 15cm；可凹性水肿；循环障碍，中、重度疼痛；任何容量的血制品或刺激性、腐蚀性液体的渗出

3. 目前药液外渗的救治方法有哪些?

答：抬高肢体；高渗性液体持续外敷（50%硫酸镁、50%葡萄糖)；水胶体敷料使用。

4. 药液外渗救治的效果如何?

答：经积极、有效治疗，患者药液外渗吸收，肢体肿胀缓解。

5. 药液外渗并发症如何预测与预防?

答：药液外渗后可引起外渗侧肢体肿胀、疼痛，甚至皮肤坏死，在输液过程中应加强巡视，及时观察输液情况，及时处理。

【相关护理知识】

1. 急性期护理

症状及问题	护理原则	护理措施
应用甘油果糖脱水治疗出现药液外渗。药物为高渗性液体，对血管刺激性强，易引起药液外渗	了解药物的理化性质，选择适宜输注方式，避免药液外渗	◆ 甘油果糖的渗透压是人体血浆的7倍，输入药物浓度过高、速度过快，可直接作用于血管壁，引起血管收缩和痉挛，输注此药时速度不宜过快（需>1小时） ◆ 输入高渗液体时，静脉壁通透性增加，产生炎症改变，输注时宜选择血管直径较大、血流速度较快的血管，可稀释液体浓度，减轻炎症改变，不选用手足背小静脉 ◆ 血管选择时应按照由远到近，由细小静脉到大静脉，不宜选用靠近关节、硬化的静脉
老年女性患者，血管质量较差，脆性较高，易引起药液外渗	根据患者血管特点选择合适血管穿刺	◆ 患者血管有不同程度的硬化，因而血管壁增厚，管腔变窄，血管弹性差，脆性增大，对机械性损伤和抗化学性能力下降；血流淤滞，静脉回流不畅，使静脉内压增高，液体容易渗出血管外。穿刺时宜选择粗大、穿刺耐受性较好的血管 ◆ 老年患者静脉弹性降低，对针管的包绕能力减弱，易使药液顺着针管渗漏到外周组织中，靠近关节的静脉和深

续表

症状及问题	护理原则	护理措施
		静脉尤易发生外渗，穿刺时应避开关节处及不易固定处 ◆ 提高静脉穿刺的一次成功率，妥善固定针头，防止针头滑脱或穿破血管壁。对每条血管在一个位置最多穿刺不超过 3 次，切忌反复进针
进行静脉穿刺时选择了患肢穿刺。患肢瘫痪、感觉障碍时，对液体渗出引起的疼痛、肿胀等不适不易察觉	选择健侧肢体进行穿刺	◆ 穿刺前评估患者肢体肌力、感觉情况，避免选择活动受限、感觉减退/消失的肢体进行穿刺 ◆ 定期巡视患者液体输入情况、穿刺处情况，保持管路通畅 ◆ 出现穿刺处皮肤红肿、液体渗出，及时拔除留置管，观察留置部位有无静脉炎发生，穿刺周围皮肤有无发白、发红、疼痛、肿胀等症状，如有异常应立即拔管，更换穿刺部位；导管拔出后，用无菌纱布按压穿刺点 2 分钟以上，并根据情况及时给予处理，以促进血液循环，恢复血管弹性

2. 治疗期护理

症状及问题	护理原则	护理措施
药液外渗后引起穿刺侧肢体肿胀	采取多重方法，促进药液吸收，减轻患者痛苦	◆ 利用血管超声技术了解药液外渗侧肢体皮下组织的情况 ◆ 抬高肿胀肢体，在其下垫一

续表

症状及问题	护理原则	护理措施
		软枕，位置要高于心脏水平，以利于静脉和淋巴的回流，加速肿胀的消退 ◆ 50％硫酸镁湿敷：硫酸镁的 Mg^{2+}、$SO_4{}^{2-}$ 离子具有良好的穿透性，可以通过皮肤渗入皮下组织及血管，并直接使血管扩张；同时 Mg^{2+} 还通过阻滞细胞外 Ca^{2+} 内流使血管扩张，局部血流加速，从而改善局部循环，促进药物的吸收以达到消炎退肿的目的 ◆ 水胶体敷料的应用：水胶体敷料能吸收组织中的水分，从而减轻局部组织的水肿，显著缓解疼痛。根据患者肢体肿胀情况定期更换敷料（2～3 次/周）

3. 恢复期护理

症状及问题	护理原则	护理措施
外渗侧肢体肿胀缓解	加强护理措施，避免药液外渗	◆ 加强静脉输注过程中的巡视，及早发现问题 ◆ 避免患侧肢体穿刺，提高穿刺成功率

案例十三：频繁脑疝患者大剂量应用甘露醇的护理

【病例介绍】

1. 入院原因：患者女性，67 岁，主因头痛 50 天，于 2008 年 3 月以“静脉窦血栓待查”收入我院。既往：结肠癌术后半年，冠心病半年。辅助检查：入院前的头部 MRI 检查未见异常。

2. 入院查体：体温 36.7℃，心率 76 次/分，呼吸 20 次/分，血压 130/80mmHg，神志清楚，双侧瞳孔等大、等圆，直径 3mm，对光反射灵敏，语言流利。

3. 救治过程

（1）入院后患者头痛程度逐渐加重，出现强迫坐位，频繁呕吐，反复多次脑疝，脑疝发生时，患者意识障碍，双侧瞳孔不等大，对光反射消失。应用大剂量脱水、降颅压药物治疗。

（2）入院第 3 日患者在局部麻醉下给予经股静脉全脑血管造影术，结果示未见明显异常，行腰椎穿刺术，压力大于 330mmH_2O，脑脊液中发现瘤细胞，确定诊断为：颅内压增高、脑膜癌病。

（3）住院期间患者头痛程度仍逐渐加重，脱水药物 20%甘露醇用量从最初的 125ml，6 小时一次，逐渐增加，最大剂量曾应用过 125ml，2 小时一次交替。在大量应用 20%甘露醇后血钾值波动于 3.2～3.5mmol/L 之间，血钠值波动于 122～135mmol/L 之间，肾功能一度出现异常，尿素氮波动于 9.3～10.5mmol/L 之间，肌酐波动于 123～145μmol/L 之间。

（4）经过对症及补液治疗，以及严密观察病情变化，监测生命体征，记录出入量，及时有效地给药后，患者颅内压增高、脑疝的症状得以控制，电解质和肾功能恢复正常，转往当地医院继续治疗。

【相关疾病知识】

1. 何谓脑疝？

答：因各种原因引起的颅内压增高，造成脑组织移位并被挤入阻力较小的硬脑膜间隙或枕骨大孔中，压迫脑干、脑神经、血管，阻塞脑脊液循环，而由此产生的一系列紧急症状，称之为脑疝。

2. 脑疝的临床表现有哪些？

答：根据移位脑组织结构的不同，可形成下列几种常见的脑疝类型：

(1) 大脑镰下疝：大脑半球内侧扣带回和额回经大脑镰游离缘移向对侧，大脑前动脉及其分支受压，引起对侧下肢瘫痪、排尿障碍。

(2) 小脑幕裂孔下疝：颞叶内侧海马旁回及钩疝入小脑幕裂孔，中脑、动眼神经、血管受到挤压和移位，引起意识障碍、动眼神经麻痹、对侧肢体瘫痪。

(3) 小脑幕裂孔上疝：小脑蚓部的上半部及小脑前叶经小脑幕裂孔向上逆行移位，压迫四叠体及大脑大静脉，引起意识障碍、双侧眼睑下垂、双眼上视障碍、瞳孔等大而对光反射迟钝或消失，晚期去大脑强直及呼吸骤停。

(4) 枕骨大孔疝：小脑扁桃体及邻近的小脑组织经枕骨大孔疝入椎管，延髓受压，引起呼吸浅慢无力或突然停止而死亡。

3. 目前脑疝的救治方法有哪些？

答：一旦发现脑疝，应立即抢救：

(1) 积极治疗原发病，是预防脑疝发生、发展的首要环节。

(2) 内科治疗：保证呼吸功能，呼吸微弱或停止者，应立即进行气管插管或气管切开及机械通气；脱水利尿剂，甘露醇、呋塞米等快速静脉滴入，根据病情每 4～6 小时半量重复；对症治疗。

(3) 外科治疗：脑室穿刺和持续引流术，必要时可留置引流管进行脑室外持续引流；去骨片减压术。

4. 脑疝救治的效果如何?

答：及时发现脑疝，经积极治疗，部分患者脑疝消失，但仍有部分患者由于病情危重，致使脑疝不可逆转，危及生命。

5. 脑疝并发症如何预测与预防?

答：脑疝为急危重症，一旦出现可危及生命。

（1）误吸、肺部感染：呕吐是脑疝的主要症状，呕吐后极易引起误吸，导致肺部感染，应抬高床头30°，必要时给予鼻饲饮食。

（2）脏器功能损害：应用脱水药物治疗可引电解质、肝肾功能损害，应定期监测电解质、肝肾功能、心功能，准确记录出入量，控制液体速度。

【相关护理知识】

1. 急性期护理

症状及问题	护理原则	护理措施
患者头痛，头痛后即出现呼之不应，双侧瞳孔不等大，直径左3mm，右6mm，对光反射消失，心率波动于45～50次/分，呼吸频率波动于8～12次/分，血氧饱和度波动于86%～88%之间，血压波动于160～190/90～100mmHg之间 提示：库欣综合征，存在枕骨大孔疝	降低颅内压，纠正脑疝高颅压症状。保持气道通畅、吸氧，维持正常的血氧状态	◆ 遵医嘱及时准确应用降颅压药物，但应观察患者的尿量，定期查肾功能全项，避免肾功能受损 ◆ 降低颅内压，密切观察患者给予脱水药后意识、瞳孔、血压的变化，并根据患者的意识状态，动态评估24小时GCS ◆ 观察患者有无恶心、呕吐的发生，监测生命体征，主要是瞳孔、呼吸、血压的变化 ◆ 注意患者恶心、呕吐的发生，防止误吸

续表

症状及问题	护理原则	护理措施
脑疝后患者虽病情暂时缓解，但仍有再次发生脑疝的危险	监测生命体征，密切观察患者的病情变化，及时抢救	◆ 定时监测患者意识、瞳孔、生命体征变化 ◆ 监测用药后血压的变化，伴有头痛等异常情况，需要及时通知医生
使用甘露醇及甘油果糖静脉脱水，易出现电解质紊乱	准确用药，记录出入量，观察用药后不良反应	◆ 按医嘱准确以 10ml/min 速度给予降颅压药物应用。心肾功能不良时可给予呋塞米、白蛋白等药物代替甘露醇的应用 ◆ 密切观察液体出入量、尿液的量与颜色 ◆ 长期大量使用脱水药物，需监测电解质，防止平衡紊乱

2. 治疗期护理

症状及问题	护理原则	护理措施
大剂量使用甘露醇及甘油果糖静脉脱水后引起电解质紊乱、肾功能异常： 血钾：3.2～3.5mmol/L 血钠：122～135mmol/L 尿素氮：9.3～10.5mmol/L 肌酐：123～145μmol/L	监测电解质及肾功能变化，加强并发症观察	◆ 遵医嘱定期进行电解质及肾功能监测 ◆ 准确记录出入量、尿液颜色和量 ◆ 遵医嘱进行补钾、补钠 ◆ 补钾过程中严格按照补钾原则执行监测心率、心律，及时发现低钾引起的心搏骤停 ◆ 补钠过程中不宜过快，避免出现由于血钠上升过快而引起髓鞘溶解症；观察患者意识变化，注意区分脑疝引起的意识障碍和低钠引起的意识淡漠

续表

症状及问题	护理原则	护理措施
误吸、肺部感染、外伤等并发症	给予针对性护理，减少并发症发生	◆ 呕吐是颅内压增高的主要症状，若不引起重视极易引起误吸，导致肺部感染 ◆ 抬高床头 30° ◆ 必要时给予留置胃管，鼻饲饮食 ◆ 患者频繁发生脑疝，嘱患者不要下床活动，需有人 24 小时陪护，避免外伤发生

3. 恢复期护理

症状及问题	护理原则	护理措施
颅内压增高、脑疝的症状逐步控制，电解质及肾功能恢复正常	密切监测病情变化，做好脑疝的急救准备	◆ 颅高压虽得到控制，但脑膜癌病并未治愈，仍有再次发生脑疝的危险，仍需密切监测病情变化，做好急救的准备 ◆ 加强患者的生活护理及心理护理，增加患者生活的信心

案例十四：缺氧性脑病伴有严重剥脱性皮炎、低蛋白血症的护理

【病例介绍】

1. 入院原因：患者男性，32 岁，入院前 16 天前突发意识丧失、心搏骤停，经胸外按压术后，心跳、呼吸恢复，并于外院建立人工气道，给予呼吸机辅助呼吸，在外院治疗期间出现过癫痫和肌阵挛的表现。诊断为缺氧性脑病。

2. 入院查体：体温 36.7℃，脉搏 103 次/分，呼吸

22次/分，血压136/78mmHg，意识处于睁眼昏迷的状态，查体均不能合作，带入气管切开套管、胃管及尿管。

3. 救治过程

（1）入院后医嘱给予卡马西平、丙戊酸钠等抗癫痫药物治疗。患者全身皮肤多处破溃、结痂、瘀斑，全身散在红色皮疹，以腋下、背部、臀部皮疹较为明显，考虑为药物过敏所致。入院时血清白蛋白计数为22g/L，为低蛋白血症。

（2）入院2周后，治疗上给予了脱水降颅压、抗炎、补液、抗癫痫等药物治疗后，患者全身皮疹明显，表面无突起，而后皮疹处出现水肿、结痂、脱落、破溃，伴渗液明显，经皮肤科会诊，考虑为抗生素使用过程中引发的过敏，根据其性质确定为剥脱性皮炎，建议更换抗生素种类，增加液体入量，并使用抗过敏药物。

（3）入院4周后患者剥脱性皮炎较前好转，转往当地医院继续治疗。

【相关疾病知识】

1. 何谓剥脱性皮炎?

答：剥脱性皮炎是一种累及部分或全身皮肤的慢性红斑鳞屑性皮肤病。通常病因不明，某些患者继发于皮肤病（如异位性皮炎、银屑病、毛发红糠疹、接触性皮炎），或由其他原因如全身用药（如青霉素、磺胺、卡马西平、苯妥英或巴比妥类）或局部外用药引起，亦可伴发于蕈样肉芽肿或淋巴瘤。药物过敏或接触毒物引起的剥脱性皮炎是最严重的一种，该病急性期发病急骤，严重损伤皮肤和黏膜，创面似Ⅱ度烧伤，易并发感染，损伤肝肾及肺等脏器，严重者可出现休克，危及生命，病死率较高。

2. 剥脱性皮炎的诊断要点有哪些?

答：（1）临床特点：一般先发生于面、颈、躯干部，以后迅速波及四肢皮肤。首先出现潮红、肿胀，以后出现细小的鳞屑并渐融合成大片的脱屑，在慢性情况下，常呈暗红色增厚和较小的脱屑。由于长期病变，皮肤大量脱屑，蛋白丢失，体质逐渐下降，可出现肺炎、贫血、心力衰竭、败血症等并发症。

（2）组织病理：表皮角化亢进或角化不全，真皮浅层血管扩张，血管周围以淋巴细胞或组织细胞为主浸润。

（3）实验室检查：血清白蛋白和总蛋白减少，免疫球蛋白增多；血红蛋白偏低，嗜酸性粒细胞常增多；外周血白细胞偏高，合并感染时明显增高。

3. 目前剥脱性皮炎的救治方法有哪些？

答：（1）一般疗法：严密监测生命体征，定期监测血常规、尿常规、电解质、血浆白蛋白及肝肾功能；注意全身皮肤、肺及全身感染症状的发生；给予高蛋白质饮食，病情严重者可定期输注氨基酸、白蛋白及新鲜血浆，增强机体抵抗力；每日出入量保持平衡，液体输注不宜过多、过快，防止心脏负担过重。

（2）病因治疗：药物引起的剥脱性皮炎应禁用致敏药物，并预防新的过敏；肿瘤所致的剥脱性皮炎应力争手术切除内脏肿瘤，淋巴瘤或白血病可采取放射治疗或化学治疗；某些炎症性皮肤病引起的剥脱性皮炎，当剥脱性皮炎控制后对原有的皮炎进行有效治疗，但用药应温和，避免使用刺激性药物。

（3）全身治疗：皮质类固醇激素、免疫疗法、维A酸类药物、抗组胺类药物、抗生素及抗真菌类药物及其他（维生素C、酮康唑等）。

（4）局部治疗：温水擦浴，皮肤干燥使用无刺激的油剂，眼睑干燥应用金霉素软膏等。

4. 剥脱性皮炎救治的效果如何？

答：本病的预后取决于病因、病变程度及处理是否及时、正确，死亡率为10%～20%，多死于原发病恶化或严重并发症。

5. 剥脱性皮炎并发症如何预测与预防？

答：患者出现剥脱性皮炎后可出现多重并发症：

(1) 皮肤完整性被破坏，易引起感染症状，应给予患者保护性隔离，严格执行消毒隔离制度，各种护理、治疗动作轻柔。

(2) 多处皮肤渗出，引起血浆白蛋白降低，观察患者低蛋白血症并发症的发生，给予高蛋白质饮食，必要时补充白蛋白或新鲜血浆。

(3) 大量液体经皮肤丢失，易引起体液不足，应持续监测出入量，保证液体入量。

(4) 预防肺部感染、心力衰竭等多种并发症，应密切监测各脏器功能。

【相关护理知识】

1. 急性期护理

症状及问题	护理原则	护理措施
患者全身皮肤多处破溃、结痂、瘀斑，全身散在红色皮疹，以腋下、背部、臀部皮疹较为明显，考虑为药物过敏所致	保护皮肤的完整性，减少对皮肤的刺激及创面感染	◆ 为患者提供单独一室进行保护性隔离，要求病室内保持清洁，病室要安静，保持室温25℃左右为宜，进行护理及换药时注意保暖，保持空气流通，减少人员的出入 ◆ 患者查体物品，专人专用，每周消毒一次，防止患者间的交叉感染 ◆ 减少创面感染与损伤，交接班时须戴口罩进入病房，严格执行无菌操作规程及消毒隔离制度 ◆ 各种操作动作要轻柔，输液时，应尽量避开皮疹处，并在扎止血带的皮肤表面先垫无菌小巾，避免加大对皮肤的刺激。必要时建立深静脉置管

续表

症状及问题	护理原则	护理措施
		◆ 保持床褥清洁，床单位平整，避免因床单位皱褶造成局部皮肤受压破损
患者血清白蛋白计数为 22g/L，为低蛋白血症	加强皮肤护理及营养的供给，减少低蛋白血症并发症的发生	◆ 每日水分摄入量应较其他人多，白开水摄入量在 2000ml，以满足患者每日需求 ◆ 患者每天消耗量很大，营养支持相当重要，适当地补充患者的营养，可以增加机体免疫力，提高其抗感染的能力，因此需要选择高营养的、高热量的鼻饲饮食 ◆ 给予鼻饲时，注意抬高床头 30°，避免发生反流、呛咳等意外 ◆ 必要时遵医嘱给予人血白蛋白的补充

2. 治疗期护理

症状及问题	护理原则	护理措施
患者全身皮疹明显，表面无突起，而后皮疹处出现水肿、结痂、脱落、破溃，伴渗液明显，考虑为抗生素使用过程中引发的过敏，根据其性质确定为剥脱性皮炎	根据患者皮肤的状况给予每日的动态评估，根据皮肤炎症的不同情况，分别给予对症处理	◆ 每日早晚为患者进行全身清洗，清洗时戴无菌手套并使用灭菌注射用水擦拭，清洗后用无菌棉签蘸炉甘石洗剂涂抹全身皮疹处，并轻轻按摩，以利于药物吸收。因毛发影响药物吸收，用药前先剪短毛发，清洁皮肤后再用药，能使药物与皮肤充分接触，更好地发挥疗效

续表

症状及问题	护理原则	护理措施
		◆ 对于尚未剥离的残留皮肤：应使其自行脱落，这样可很好地防止局部感染，在护理过程中应尽量保护，同时避免糜烂疮面长时间受压，加重糜烂的扩大。给予患者定时翻身，操作时应使用纯棉毛巾被或翻身单，放置在患者身下，翻身时只抻拉毛巾被或翻身单进行左右翻动，避免拖、拉、推等动作，防止加重患者皮肤的损伤 ◆ 对于已结痂的干涸皮肤：大片痂皮脱落时，应注意及时清除干净；痂皮不易脱落时，可用剪刀剪掉或外涂软膏润泽后再处理 ◆ 对于破溃伴大量渗液处：可遵医嘱用甲紫＋双料侯风散外敷，3 次/日（或根据医嘱），不仅能够达到消炎、杀菌的作用，而且对皮肤无刺激性，又能促进渗液尽快干涸、结痂、脱落 ◆ 水疱的护理：用暴露疗法，直径＜1cm 的水疱往往可自行吸收，直径＞1cm 的水疱，经碘附消毒后，可用无菌注射器穿刺抽取疱液，保持穿刺后水疱表皮的完整性，

续表

症状及问题	护理原则	护理措施
		勿使其破溃，以促进其尽快吸收及恢复 ◆ 会阴及肛门的护理：给予会阴处备皮，并以0.25%碘附溶液将无菌纱布浸透后涂于阴囊、阴茎及周围水疱破溃处，保持表面干燥；及时使用无菌纱布吸干破溃处的渗液；使用软枕垫于会阴处，覆盖被罩，给予暴露疗法。每日常规进行会阴冲洗；患者每次排便后，使用柔软的湿纸巾擦拭，并以0.25%碘附溶液冲洗 ◆ 眼部护理：对于眼睑粘连过于严重的患者可以给予生理盐水洗眼或湿敷。预防感染可在充分清除分泌物后，遵医嘱可予红霉素或金霉素眼膏涂眼。进行处置时严格执行无菌操作，所用眼药水及眼膏应避免污染，特别在点眼时避免眼药水瓶口接触睫毛。患者有睑结膜外翻时，应使用湿润的无菌纱布轻轻覆盖双眼，以防暴露性结膜、角膜炎的发生 ◆ 口腔护理：由于患者口角有损伤，应使用生理盐水为患者行口腔护理，每日2次，防止致病菌生长。进行口腔

续表

症状及问题	护理原则	护理措施
		护理时要注意观察口腔黏膜的变化及了解口腔分泌物培养结果，选择漱口液。本例患者给予了复方氯己定含漱液（口泰）进行每日4次的口腔护理
镇静药物的应用，易造成药物浓度不足或药物蓄积现象，出现无效用药或药物毒性反应	保证安全用药，做到准确、及时、熟练给药，及时发现药物毒性反应	◆ 留置中心静脉导管，保持有效的药物泵入 ◆ 了解所用药物性能及半衰期，换药及时，防止血药浓度降低而诱发癫痫发作 ◆ 遵医嘱定期监测血药浓度，防止蓄积性毒性反应 ◆ 2种以上镇静药同时应用时注意配伍禁忌，防止降低药效或增加药物不良反应
患者行机械通气，易出现呼吸机相关性肺炎	通过有效的护理手段，预防肺部感染的发生	◆ 做好呼吸机管理，定时更换呼吸机外管路 ◆ 患者皮疹可出现在呼吸道，因为皮疹在呼吸道可以出现破溃和结痂等情况，如破溃处渗液较多或结痂脱落，有可能造成气道梗阻，因此虽然已经为患者建立了人工气道，仍然要严密观察患者呼吸机报警情况及患者生命体征 ◆ 做好气道管理，保持良好的湿化状态。加强气道湿化及呼吸机加温加湿，及时添加呼吸机湿化管中的灭菌注射用水，避免吹入气道内的气

续表

症状及问题	护理原则	护理措施
		体过干或温度过高，以免加大对气道的损伤 ◆ 适时给予气道吸引，保持气道通畅。吸痰过程中，注意无菌操作，操作正规，动作轻柔，避免损伤黏膜 ◆ 可定时给予振动排痰与人工叩背，促进痰液排除
压疮、下肢深静脉血栓等并发症	给予针对性护理，减少并发症发生	◆ 预防压疮的护理：应用气垫床，定时翻身、叩背，使用水囊减少局部的压迫。患侧肢体给予被动功能锻炼 ◆ 给予弹力袜应用，防止下肢深静脉血栓形成

3. 恢复期护理

症状及问题	护理原则	护理措施
患者剥脱性皮炎没有完全康复，但在部分破溃处已经结痂，甚至结痂脱落，长出新生的、完整的皮肤	促进皮肤的恢复，保护新生的、完整的皮肤	◆ 做好皮肤的清洁护理，动作轻柔，避免损伤新生皮肤 ◆ 保证营养供给，增加患者抵抗力，减少感染的发生

案例十五：颅内动脉瘤患者的监护

【病例介绍】

1. 入院原因：患者男性，58 岁，因 4 天前突然剧烈头痛，呕吐后意识障碍，醒后头痛、呕吐，当地腰椎穿刺及

CT 诊断为蛛网膜下腔出血，住院治疗。4 天后在睡眠中突然抽搐，随之意识丧失十几分钟，醒后头痛剧烈，腰椎穿刺脑脊液为均匀血性，证实为再次自发性蛛网膜下腔出血。为进一步治疗，转入我院。

2. 入院查体：体温 37.6℃，脉搏 84 次/分，呼吸 20 次/分，血压 140/90mmHg。神志处于朦胧状态，躁动，颈强直，双瞳等大、等圆，直径约 3mm，对光反射灵敏，眼球运动无受限，左侧上下肢肌力Ⅲ级。凯尔尼格征（+），腰椎穿刺为血性脑脊液，压力 3.14kPa（320mmH_2O）。

3. 治疗过程

（1）入院后立即令患者绝对卧床，完善检查前准备，给予脑血管造影，显示在前交通支处有 18mm×12mm 的异常瘤样充盈。给予降颅压、控制性低血压、镇静、抗血管痉挛等治疗。

（2）次日在全身麻醉下行前额冠状开口动脉瘤夹闭术。术中发现动脉瘤位于视交叉部，压在左侧视神经上，右侧视神经被推向外侧，与视神经粘连，在显微镜下小心分离后将其夹闭，并清除脑底动脉周边的血块和积血，术中出血 400ml，自体血回输 380ml，术毕安返 ICU 病房 。术后 2 小时麻醉清醒，仍躁动，颈强直，双瞳等大、等圆，直径约 3mm，对光反射灵敏，眼球无受限，左侧上下肢肌力Ⅲ级。给予降颅压、补液、抗炎、镇静、抗血管痉挛、脑室引流等治疗。

（3）术后第 3 天停镇静治疗，患者处于嗜睡状态。术后第 4 天出现意识状态的进行性下降，查经颅多普勒超声（TCD）示大脑中动脉血流速度增快，患者颅压高及脑血管痉挛，给予加大补液量并尼莫地平持续泵入，持续脑室引流。术后第 7 天停脑室引流，TCD 示脑血管痉挛减轻，第 14 天停尼莫地平持续泵入改口服。第 12 天出现血钠 125mmol/L，遵医嘱给予静脉高渗盐水输入，第 18 天血钠恢复正常。

（4）术后第 20 天：患者神志清楚，语言流利，左侧上下肢肌力Ⅲ级，出院。

【相关疾病知识】

1. 何谓颅内动脉瘤？

答：颅内动脉瘤是由于局部血管异常改变产生的脑血管瘤样突起，好发于脑底动脉环（Willis 动脉环）的大动脉分支或分叉部，颈内动脉、前交通动脉和大脑中动脉是其好发的3 个主要部位。血管壁中层缺陷及血流动力学的冲击是动脉瘤发生的重要原因。主要见于 30～60 岁的中年人，发生率为 0.2%～1%。

2. 颅内动脉瘤的主要临床表现有哪些？

答：小而未破裂的动脉瘤无症状。颅内动脉瘤的主要临床表现分为：

（1）出血症状：多表现为蛛网膜下腔出血（85%）及颅内血肿（15%），约有 1/3 的患者有运动、情绪激动、排便、咳嗽、头部创伤、性交或分娩等诱因，1/3 的患者处于睡眠状态，1/3 患者处于安静状态无明显诱因。15%的患者可以再次出血，多发生在 3 周之内。动脉瘤破裂是引起蛛网膜下腔出血最多见的原因。表现为起病急，剧烈头痛、恶心、呕吐，意识障碍与精神失常。脑膜刺激征多见。亦可形成颅内血肿，产生偏瘫和意识障碍。

（2）局灶症状：由动脉瘤本身对邻近神经、血管压迫而致，多与动脉瘤的体积和部位有关。①颈内-后交通动脉瘤常引起患侧动脉神经麻痹，眼睑下垂，瞳孔扩大，眼球外斜，甚至视力下降。②前交通动脉瘤：常引起下丘脑功能紊乱，尤见于出血时，有意识障碍、智能障碍、消化道出血等表现。③大脑中动脉动脉瘤有时引起癫痫、轻偏瘫。④椎-基底动脉瘤可出现肢体不对称的瘫痪、锥体束征，甚至可出现吞咽困难、声音嘶哑等症状。

3. 颅内动脉瘤的诊断依据是什么？

答：（1）发病急，典型的蛛网膜下腔出血的症状与体征。

（2）有动眼神经麻痹等局灶症状。

（3）头部CT可显示血肿、蛛网膜下腔出血情况，CT和MRI血管造影可显示动脉瘤。

（4）脑血管造影能确诊动脉瘤的部位与形态。

4. 颅内动脉瘤可能用到的辅助检查手段有哪些？

答：（1）怀疑动脉瘤者，头部CT或头部MRI检查，尤其血管成形检查，可使诊断率大大提高。

（2）如果要确诊，为手术或介入治疗提供依据，必须选择脑血管造影，以DSA最好。

（3）要了解脑动脉侧支回流情况，有无血管痉挛，脑组织代谢状况，可选择TCD、单光子发射断层扫描或正电子发射断层扫描。

5. 颅内动脉瘤临床治疗的主要方法是什么？

答：有手术疗法和非手术疗法。

（1）手术疗法包括：①直接手术：动脉瘤颈夹闭或结扎、动脉瘤壁加固法、动脉瘤血栓闭塞术、动脉瘤孤立术、动脉瘤填塞法、动脉瘤切除术等。②间接手术：是结扎动脉瘤的输入动脉或供血动脉（颈总或颈内结扎术和椎动脉结扎术）。③血管内介入栓塞治疗：可脱性球囊栓塞术。

（2）非手术疗法的目的是防止再出血和脑血管痉挛。①防止再出血包括绝对卧床休息，镇痛，抗癫痫，服用镇静剂、导泻药物，使患者保持安静，避免情绪激动，使用抗纤维蛋白溶解剂（氨基己酸、抑酞酶等）。②控制血压，预防及治疗脑动脉痉挛，包括使用钙拮抗药如尼莫地平，脑脊液引流，使用皮质类固醇药物等，用TCD监测颅内动脉，维持正常的脑灌注压，根据病情退热，抗感染，加强营养，维持水、电解质平衡，监测心血管功能，要严密观察生命体征及神经系统体征变化，对昏迷患者需加强特殊护理。a. 控制性降低血压：通常降低10%～20%即可，高血压患者则降低收缩压至原有水平的30%～35%。b. 降低颅内压：临床应用20%甘露醇不仅能降低颅内压，增加脑血流量，推迟血-脑脊液屏障损害并能减轻脑水肿，还能增加手术中临时阻断脑动脉的时间。c. 脑脊液引流。

6. 颅内动脉瘤主要的并发症如何预测与监护?

答：不同部位及经不同方法治疗的颅内动脉瘤的并发症不同，但常见且对患者预后影响较大的有：破裂再出血、脑水肿、脑血管痉挛、脑积水等。

(1) 破裂再出血：动脉瘤破裂再出血率为15%，较多出现在第1周，3周后显著减少。初次出血后6个月到10年内，每年再出血发生率为3%。再出血的患者其死亡率可达40%～65%。

(2) 脑水肿：同其他开颅手术一样，动脉瘤夹闭术后2～4天可发生反应性脑组织水肿，以后逐渐减轻，其发生严重程度和缓解快慢与多种因素有关，存在个体差异。

(3) 脑血管痉挛：70%～90%的动脉瘤性蛛网膜下腔出血患者可发生，30%为症状性。3天后逐渐加重，7天左右达高峰，可持续8～24天，平均14天。脑血管痉挛的监测主要在于完整地评估患者的意识水平、定向力、瞳孔、活动能力及脑神经功能。意识水平的改变、头痛、语言功能缺失、偏瘫、失语等特征性症状容易被观察到，但有一些非特异性动作常常被忽视，如打哈欠、兴奋、乏力、躁动不安等，而这些表现很可能是发生脑血管痉挛的先兆，要引起重视。

(4) 脑积水：可发生于动脉瘤破裂后的急性期或慢性期。急性脑积水是指蛛网膜下腔出血发生后2周内出现的脑积水，是由于出血破入脑室系统或基底池阻塞了脑脊液通路，血液堵塞了蛛网膜颗粒的绒毛孔使脑脊液吸收发生急性障碍。慢性脑积水发生于动脉瘤破裂后2～6周，由于蛛网膜下腔积血的分解产物刺激造成蛛网膜粘连阻碍了脑脊液的循环和吸收所致。

如患者意识障碍加重、目前症状再次加重、瘫痪加重以及出现新的神经系统体征，应考虑到以上并发症的可能，结合发生时间和辅助检查可明确诊断。

7. 影响颅内动脉瘤患者预后的主要因素有哪些？

答：颅内动脉瘤的预后与患者的年龄、术前既往病史、动脉瘤本身情况（大小、部位、性质等）、手术前临床分级、手术时机的选择、有无脑血管痉挛及其严重程度有关，尤其是动脉瘤患者蛛网膜下腔出血后伴有脑血管痉挛和颅内血肿是影响患者预后的重要因素。

【相关护理知识】

1. 手术前护理

症状及问题	护理原则	护理措施
潜在的并发症：动脉瘤破裂再出血	避免动脉瘤破裂再出血的危险因素	◆ 患者绝对卧床 ◆ 保持环境安静及情绪稳定，避免一切外来的不良刺激，防止因躁动不安、情绪波动而使血压升高 ◆ 对血压高者行控制性降压，通常降低 20%～30%即可，高血压患者则降低收缩压至原有水平的 30%～35%。根据医嘱使用降血压药物过程中要密切观察用药后的反应及降压效果 ◆ 限制探视时间，保证患者休息 ◆ 给予合理的饮食指导，保持大便通畅，必要时给予缓泻剂，禁止灌肠 ◆ 对于伴有癫痫者注意保证其安全，按医嘱给予抗癫痫药 ◆ 对头痛躁动不安者可遵医嘱给予止痛治疗

2. 手术后护理

症状及问题	护理原则	护理措施
颅脑手术后有可能出现颅内出血或脑水肿的危险，导致脑疝发生	密切观察神经系统的症状与体征，及时发现病情变化；采取护理措施减轻脑水肿，降低颅内压	◆ 床头抬高 15°～30° ◆ 严密监测患者意识、瞳孔、生命体征、肢体活动及症状与体征的变化，及时发现异常改变。当出现意识障碍程度加深、两侧瞳孔不等大、对侧肢体的肌力进行性下降、血压升高、脉搏缓慢、呼吸减慢、头痛加重、呕吐频繁、躁动不安等时应立即通知医生 ◆ 严密观察伤口敷料及引流管的情况 ◆ 遵医嘱按时按量输入脱水药 ◆ 持续低流量吸氧 ◆ 避免患者血压、体温过高 ◆ 记录 24 小时出入量
患者可能出现脑血管痉挛	密切观察神经系统的症状与体征，及时发现病情的变化；遵医嘱正确使用抗血管痉挛药物	◆ 严密监测患者意识、瞳孔、生命体征、肢体活动、语言能力及症状与体征的变化，及时发现异常改变 ◆ 按医嘱合理给予钙离子通道阻断剂如尼莫地平等 ◆ 注意静脉保护，最好选择深静脉给药 ◆ 注意药物配伍禁忌 ◆ 严格控制注射速度 ◆ 要定期检查肝肾功能及心电图

续表

症状及问题	护理原则	护理措施
患者术后出现低钠血症	及时发现患者电解质失调的症状和体征，配合医生进行对症治疗	◆ 严密观察患者意识变化，当出现低钠血症，患者首先表现为意识淡漠 ◆ 观察患者皮肤弹性，发现有无水肿出现 ◆ 遵医嘱监测血、尿电解质 ◆ 遵医嘱给予口服补盐液或静脉补充高渗盐水，后者应避免速度过快导致渗透性脱髓鞘综合征 ◆ 准确记录每小时尿量，总结 24 小时出入量，监测尿比重 ◆ 饮食指导，进食含钠高的食物
患者可能会出现脑积水	密切观察颅脑生命体征及神经系统症状和体征，发现病情变化及时通知医生	◆ 做好脑室引流（或腰大池引流）的护理，避免感染（见前文） ◆ 密切观察意识、头痛、记忆力、二便的变化，发现异常及时通知医生
颅脑手术后易发生胃肠应激性溃疡	见前文	见前文
颅脑手术后易发生肺部感染	见前文	见前文
早期神经功能康复	见前文	见前文

3. 恢复期护理

症状及问题	护理原则	护理措施
缺乏相关疾病知识	进行出院指导，维护患者健康	◆ 预防感染：出院后 1 个月方可洗头，保持伤口清洁干燥，避免抓挠，造成局部感染 ◆ 在神经康复医生的指导下进行肢体功能康复训练 ◆ 遵医嘱按时服药，不可自行增减药量 ◆ 遵医嘱定期门诊复查或当病情变化时到急诊检查

案例十六：颈动脉内膜切除术患者的护理

【病例介绍】

1. 入院原因：患者女性，60 岁，于 2 个月前渐感头晕，言语不清，伴有四肢乏力，不能行走，需要搀扶，每次发作 10 分钟后症状缓解，晨起后症状明显，下午缓解，与体力活动无关，发病过程中无视物模糊、复视、恶心、呕吐、耳鸣。外院行颈部血管超声和全脑血管造影提示左侧颈内动脉闭塞，门诊以“短暂性脑缺血发作，颈内动脉闭塞”收入院。

2. 既往病史：高血压病史 10 年，最高 200/100mmHg，平时口服马来酸依那普利降血压，控制血压在120～160/80～90mmHg；糖尿病病史 6 年，皮下注射诺和灵 30R；冠心病 5 年，口服山梨酯片。

3. 入院查体：体温 36℃，脉搏 80 次/分，呼吸20 次/分，血压 160/90mmHg。神志清楚，语言流利，四肢肌力、肌张力正常。神经科查体未见异常。影像学检查：颈部血管超声示双侧颈动脉内膜增厚伴斑块形成（多发）；左侧颈总动脉远端闭塞后部分再通；左侧锁骨下动脉狭窄（＜50%）。脑血管超声示左半球低流速、低搏动性改变——左侧颈动脉颅外段病变。外院全脑血管造影示左侧颈内动脉闭塞。

4. 治疗过程

（1）因患者合并高血压、冠心病、糖尿病，血糖控制不理想，空腹 5.3～9mmol/L，餐后 2 小时 4.4～16mmol/L，偶诉胸闷，术前请相关科室会诊，药物控制血压、血糖情况基本稳定，并口服阿司匹林 100mg，阿托伐他汀钙 20mg，每日晚上服用。

（2）手术当天：患者在全身麻醉下行左颈内动脉内膜切除术，术中出血约 100ml，术毕带气管插管安返 ICU 病房，回室后血压偏高，波动在 170～190/90～100mmHg，立即给予药物镇静及降血压治疗后血压控制在 140～160/70～95mmHg。

（3）术后第 2 天：血压由降压药物控制基本平稳，给予停镇静药物治疗，患者于 2 小时后神志恢复清醒，拔除气管插管，言语正常，肢体活动正常。术后 TCD 示左侧颈内动脉切除术后；左侧大脑半球血流较前明显改善；高阻型脑动脉硬化血流频谱改变，继续口服阿司匹林 100mg，每日晚上服用，阿托伐他汀钙 20mg，每日晚上服用。

（4）术后第 3 天：患者神志清楚，语言流利，肢体活动好，进食/水好，由监护室转至普通病房。

（5）术后第 6 天：复查全脑血管造影示左颈总动脉显影良好，左颈内动脉主干走行正常，未见狭窄，其余血管未见狭窄。

（6）住院 12 天：患者经过治疗，未发生头晕、言语不清、四肢乏力等情况，血压、血糖控制在正常范围，痊愈出院。

（7）出院后继续服用阿司匹林 100mg，每日晚上服用，阿托伐他汀钙 20mg，每日晚上服用，控制并监测血压、血糖，阿托伐他汀钙对肝功能有损害，应定期查肝功能，随诊。

【相关疾病知识】

1. 何谓颈动脉内膜切除术？

答：颈动脉内膜切除术是切除动脉内膜上的粥样硬化

斑块及形成的血栓，以达到通畅血管、恢复血供的目的。

2. 颈动脉内膜切除术的适应证有哪些?

答：(1) 反复短暂性脑缺血发作（TIA），影像学证实有颈动脉狭窄。

(2) 初次 TIA 发作，但颈动脉狭窄≥70%。

(3) 影像学检查证实为不稳定斑块。

(4) 虽经内科治疗，TIA 仍然发作者，均应考虑手术。

TIA 发作频繁，颈动脉高度狭窄（>90%）或有血栓形成，先前存在的颈部杂音突然消失者，应尽早甚至急诊手术。除 TIA 以外，已经发生卒中的患者，如果检查证实有颈动脉狭窄，也应考虑手术。

3. 颈动脉内膜切除术的禁忌证有哪些?

答：(1) 因颈内动脉闭塞而引起脑梗死的急性期，行内膜切除重建血供可能加重脑水肿，有可能使缺血性脑梗死变为出血性脑梗死。

(2) 慢性颈内动脉闭塞、内膜切除术的成功率和长期畅通率很低。

(3) 持久性神经功能缺失。

(4) 6 个月内有心肌梗死，或有难以控制的严重高血压、心力衰竭。

(5) 有严重全身疾病，不能耐受手术者。

4. 有哪些术后并发症需重点观察?

答：(1) 术区血肿；术区血肿通常来自缝线针孔部位的动脉性出血，或可能的静脉结扎线脱落，以及术中止血不彻底，术中肝素化、术前术后抗凝药的应用也会加重出血程度。大多数血肿范围较小，仅引起患者轻度不适。较大的血肿会导致相应的压迫症状：如压迫气管会引起呼吸困难，压迫颈动脉窦会引起心率反射性减慢或心搏骤停。伤口局部疼痛、肿胀、呼吸困难是术区血肿发生的早期标志，应引起重视，给予紧急处理。

(2) 高灌注综合征：高灌注综合征是颈动脉内膜切除术

后较为凶险的并发症，通过 TCD 可以准确评价，一般是指术侧大脑中动脉血流速度在术后超过术前的 1.5 倍，并持续数小时不恢复。由于颈动脉内膜切除术后，狭窄的颈内动脉开放，血流量会增加，但一些脑血管自主调节机制受损的患者，脑内小血管不能相应收缩调节，造成同侧脑组织高灌注状态，进而诱发脑水肿或脑出血，产生严重后果。

(3) 缺血性脑卒中：术后动脉急性血栓形成或小栓子脱落都可导致术后患者发生急性缺血性事件。术中颈内动脉暂时阻断期间的颅内灌流量的下降、颈动脉血栓形成以及微小栓子或斑块的脱落等，多数与术中操作和判断不当有关。

(4) 血流动力学紊乱：①术后高血压：术后高血压是颈动脉内膜切除术后最严重的危险因素之一，血压控制不良会导致发生高灌注综合征及脑出血的几率增加。颈动脉狭窄患者术后出现高血压的原因可能与手术引起的颈动脉压力感受器损伤导致肾素、血管紧张素释放到血液所造成。②术后低血压：术后低血压可由颈动脉窦压力受体功能紊乱所致，抑制了中枢神经系统及交感神经的活动，继发性血压下降，心率变慢。

(5) 脑神经损伤：术中分离、夹闭颈动脉可能造成颈动脉周围的舌下神经、迷走神经、喉神经麻痹或损伤。术者对于神经解剖知识的熟练掌握是避免这些损伤的关键。

【相关护理知识】

1. 手术前护理

症状及问题	护理原则	护理措施
患者第一次住院，对医院环境及制度不了解，对手术情况不了解，导致心理的焦虑与恐惧	保证患者安全，作好心理支持，缓解患者焦虑情绪	◆ 介绍病房环境、作息及探视时间，减轻患者陌生感，安慰、体贴患者，使患者有亲切感 ◆ 用通俗易懂的语言向患者说明手术的目的、方法、注意事项及术后效果等

续表

症状及问题	护理原则	护理措施
		◆ 根据患者的病情遵医嘱正确给药 ◆ 协助患者进行生活护理，满足患者的生活需求。积极与患者沟通，作好心理支持，让患者消除焦虑、害怕的情绪，并积极配合治疗
TIA 发作时患者头晕，伴有四肢乏力，不能行走，有受伤的危险	加强安全管理，防止意外发生	◆ 将呼叫器放在患者可及处，及时满足患者生活需要 ◆ 病区内布局合理，物品摆放整齐 ◆ 保持地面清洁干燥，无水迹，防止患者跌倒 ◆ 患者如厕、外出检查时，必须有人陪伴

2. 手术后护理

症状及问题	护理原则	护理措施
术区血肿	密切注意颈部敷料有无渗血情况。观察颈部有无肿胀，气管是否居中，患者有无呼吸困难或心率减慢的情况出现	◆ 伤口依次覆盖冰袋及沙袋压迫止血 ◆ 吸痰时动作应轻柔，避免刺激患者引起频繁咳嗽，导致压力增高，引起出血 ◆ 床旁常规备气管切开包，如出现气道受压梗阻的情况，立即行气管切开 ◆ 可以通过局部的超声检查，明确血肿或肿胀的原因及范围、程度

续表

症状及问题	护理原则	护理措施
		◆ 如果术后术区留置皮下引流管，应观察引流液的颜色和量，如引流液颜色鲜红且短时间内引流量急剧增加则可能出现活动性出血，应立即通知医生
手术后其他并发症：高灌注综合征、缺血性脑卒中、脑神经损伤的发生	控制血压要尽可能保持血压平稳，切忌血压忽高忽低。保证手术安全，避免损伤脑神经	◆ 严密监测生命体征、意识、瞳孔变化，准确记录 ◆ 严密监测血压变化，必要时给予静脉输入降压药物 ◆ 适当药物镇静，镇静有辅助降压的作用，可以防止躁动、紧张等诱发血压升高的因素 ◆ 有条件的可在 TCD 监测下控制血压更为安全 ◆ 密切观察患者肢体活动情况，特别是健侧肢体，有无偏瘫、肢体活动障碍 ◆ 观察患者有无烦躁、谵语、意识障碍等严重脑损害症状、体征 ◆ 指导患者定时、定量服用抗血小板聚集药物 ◆ 注意观察患者有无声音嘶哑、进食饮水呛咳、说话费力、音调降低、鼻唇沟变浅、鼓腮漏气、霍纳综合征

续表

症状及问题	护理原则	护理措施
患者术后带气管插管返回病房，给予氧气吸入	加强呼吸道管理，保持患者呼吸道通畅，预防肺部感染	◆ 给予患者按时翻身、叩背、吸痰，保持气道通畅 ◆ 适当给予约束，防止意外拔管 ◆ 密切观察患者生命体征、血氧、意识、瞳孔的改变 ◆ 遵医嘱给予氧气吸入，防止脑缺氧
缺乏相关疾病知识	进行知识指导，维持患者的身心健康	◆ 指导患者正确用药，控制血压、血糖等其他危险因素 ◆ 定期检查血象及肝功能，进行 TCD 检查 ◆ 合理饮食，适当运动，保持心态平衡，情绪稳定 ◆ 遵医嘱定期门诊复查，如出现头晕、肢体无力等症状及时就诊

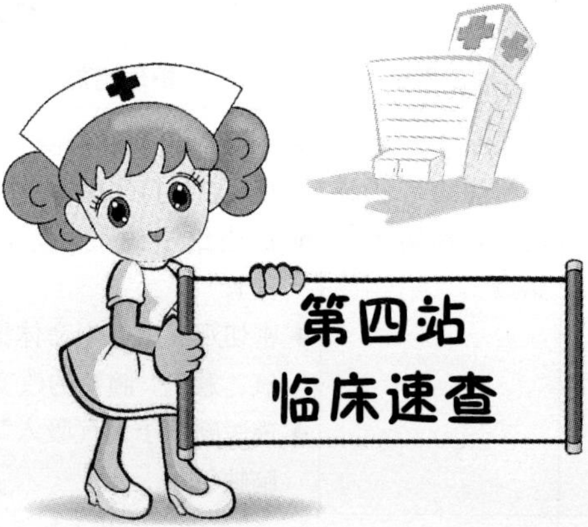

一、常用实验室检查参考值

（一）血液

1. 白细胞计数

新生儿：$(15\sim20)\times10^9/L$

6 个月～2 岁：$(11\sim12)\times10^9/L$

成人：$(4\sim10)\times10^9/L$

2. 白细胞分类计数

中性粒细胞（N）：0.50～0.70，绝对计数：$(2\sim7)\times10^9/L$

嗜酸性粒细胞（E）：0.005～0.05，绝对计数：$(0.05\sim0.5)\times10^9/L$

嗜碱性粒细胞（B）：0.0～0.01，绝对计数：$(0\sim0.1)\times10^9/L$

淋巴细胞（L）：0.20～0.40，绝对计数：$(0.8\sim4)\times10^9/L$

单核细胞（M）：0.03～0.08，绝对计数：$(0.12\sim0.8)\times10^9/L$

未成熟细胞：0.03～0.10

3. 血红蛋白（Hb）

新生儿：170～200g/L

成人：男 120～160g/L，女 110～150g/L

4. 红细胞计数

新生儿：（6.0～7.0）$\times 10^{12}$/L

成人：男（4.0～5.5）$\times 10^{12}$/L，女（3.5～5.0）$\times 10^{12}$/L

5. 血小板计数：（100～300）$\times 10^{9}$/L

（二）血液流变学

1. 全血黏度（旋转式黏度计法）

$200s^{-1}$ 男 3.84～5.30mPa·s，女 3.39～4.41mPa·s

$50s^{-1}$ 男 4.94～6.99mPa·s，女 4.16～5.62mPa·s

$5s^{-1}$ 男 8.80～16.05mPa·s，女 6.56～11.99mPa·s

2. 血浆黏度（毛细血管式黏度计法）

男（4.25±0.41）mPa·s，女（3.65±0.32）mPa·s

3. 血细胞比容

男 42%～49%，女 37%～48%

4. 红细胞沉降率

男 0～15mm/1h，女 0～20mm/1h

5. 纤维蛋白原：2～4g/L

（三）血液生化、血脂

1. 血清钾（K^{+}）：3.5～5.5mmol/L
2. 血清钠（Na^{+}）：135～145mmol/L
3. 血清氯（Cl^{-}）：96～106mmol/L
4. 血清钙（Ca^{2+}）：2.10～2.55mmol/L
5. 血清无机磷（P）：0.87～1.45mmol/L
6. 血清镁（Mg^{2+}）：0.75～1.05mmol/L
7. 血清锌（Zn^{2+}）：7.65～22.95μmol/L
8. 血清铁（Fe^{2+}）：男 11～30μmol/L，女 9～27μmol/L
9. 血清铜（Cu^{2+}）：男 11～22μmol/L，女 12.6～23.6μmol/L
10. 血清总胆红素测定（TBIL）：3.4～17.1μmol/L

11. 直接胆红素（DBIL）：0.6～0.8μmol/L
12. 间接胆红素（IBIL）：1.7～10.2μmol/L
13. 葡萄糖（Glu）：3.9～6.1mmol/L
14. 胆固醇（CHO）：2.9～6.0mmol/L
15. 三酰甘油（TG）：0.56～1.7mmol/L
16. 低密度脂蛋白胆固醇（LDL-C）：<3.12mmol/L
17. 高密度脂蛋白胆固醇（HDL-C）：>1.00mmol/L

（四）血清酶学

1. 丙氨酸氨基转移酶（ALT）：8～28U/L
2. 天冬氨酸氨基转移酶（AST）：5～25U/L
3. 碱性磷酸酶（ALP）：40～150U/L
4. 乳酸脱氢酶（LDH）：≤252U/L
5. 肌酸激酶（CK）：38～174U/L

（五）免疫学检查

1. 乙型病毒性肝炎检测
   乙型肝炎表面抗原（HBsAg）：阴性
   乙型肝炎表面抗体（抗-HBs）：阴性
   乙型肝炎核心抗原（HBcAg）：阴性
   乙型肝炎核心抗体（抗-HBc）：阴性
   乙型肝炎e抗原（HBeAg）：阴性
   乙型肝炎e抗体（抗-HBe）：阴性
2. 免疫球蛋白含量
   IgA：0.70～5.00g/L
   IgD：1～40mg/L
   IgE：0.1～0.9mg/L
   IgG：7.0～16.0g/L
   IgM：0.40～2.80g/L
3. 类风湿因子（RF）：阴性
4. 抗核抗体（ANF）：阴性

5. 抗溶血性链球菌素“O”（ASO）：<500U
6. C-反应蛋白（C-RP）：<8.2mg/L
7. 抗双链DNA抗体（ds-DNA）：<0.20
8. 伤寒血清凝集试验（肥达反应）：O凝集价<1∶80，伤寒H凝集价<1∶160

（六）肿瘤标志物

1. 甲胎蛋白（AFP）：<25μg/L
2. 癌胚抗原（CEA）：<5μg/L

（七）内分泌功能检查

1. 促黄体素（LH）：卵泡期2.4～12.6IU/L，排卵期14.0～95.6IU/L，黄体期1.0～11.4IU/L，停经后7.7～58.5IU/L
2. 促卵泡素（FSH）：卵泡期3.5～12.5IU/L，排卵期4.7～21.5IU/L，黄体期1.7～7.7IU/L，停经后25.8～134.8IU/L
3. 催乳素（PRL）：3.4～24.1μg/L（非哺乳期）
4. 雌二醇（E_2）：卵泡期12.5～166pg/ml，排卵期85.8～498pg/ml，黄体期43.8～211pg/ml，停经后<5.00～54.7pg/ml
5. 黄体酮（P）：卵泡期0.2～1.5ng/ml，排卵期 0.8～3.0ng/ml，黄体期1.7～27ng/ml，停经后 0.1～0.8ng/ml
6. 睾酮（T）：0.06～0.82ng/ml
7. 促甲状腺素释放激素（TRH）：14～168pmol/L
8. 促甲状腺素（TSH）：0.27～4.2mIU/ml
9. 总甲状腺素（TT_4）：66～181nmol/L
10. 游离甲状腺素（FT_4）：12～22pmol/L
11. 总三碘甲状腺原氨酸（TT_3）：1.3～3.1nmol/L
12. 游离三碘甲状腺原氨酸（FT_3）：2.8～7.1pmol/L
13. 甲状腺^{131}I吸收率：3小时0.057～0.245，24小时0.151～0.471

（八）肾功能试验

1. 血尿素氮（BUN）：3.56～14.28mmol/L
2. 血肌酐（Scr）
   男 44～132μmol/L，女 70～106μmol/L
3. 血尿素：1.78～7.14mmol/L
4. 血尿酸
   男 150～416μmol/L，女 89～357μmol/L
5. 血内生肌酐清除率
   一般情况下成人 80～120ml/（min・1.73m^2）
   成人：男 0.45～1.32ml・s^{-1}/m^2，女 0.85～1.29ml・s^{-1}/m^2
6. 酚红排泄试验（PSP）
   15 分钟：0.25～0.51（0.53）
   30 分钟：0.13～0.24（0.17）
   60 分钟：0.09～0.17（0.12）
   120 分钟：0.03～0.10（0.06）
   120 分钟：总量 0.63～0.84（0.70）

（九）尿液检查

1. 尿比重：1.015～1.025
2. 尿 pH：6.0～6.5，有时亦可呈中性或弱碱性
3. 尿沉渣检查
   白细胞及脓细胞：＜5/HP
   红细胞：＜3/HP
   管型：0～偶见透明管型/HP
   尿蛋白（Pro）：定性：阴性，定量：0～80mg/24h
   尿胆素：阴性
   尿潜血（Bld）：阴性
   尿糖（Glu）：阴性
   尿酮体（Ket）：阴性

(十) 脑脊液检查

1. 外观：无色透明
2. 压力：0.69～1.97kPa
3. 白细胞数：(0～10) $\times 10^{6}$/L
4. 细菌培养：阴性
5. 蛋白质定量：0.15～0.45g/L
6. 氯化物：120～130mmol/L
7. 葡萄糖：2.5～4.4mmol/L

注：因条件不同、仪器和方法的不同，各医院可能各有自己的参考结果。

二、常用药物

(一) 抗血栓药物 (表 4-1)

表 4-1　常用抗血栓药物

药名	适应证	禁忌证	用法用量
阿司匹林	抑制血小板聚集，降低血小板黏附率，阻止血栓形成，用于防止血管栓塞性疾病	胃溃疡、上消化道出血、血小板减少、凝血功能障碍、过敏等禁用	脑梗死急性期150～300mg/d，2周后改为75～150mg/d，长期服用，进行二级预防

续表

药名	适应证	禁忌证	用法用量
盐酸噻氯匹定	抑制血小板聚集，阻止血栓形成，用于防止血管栓塞性疾病	凝血障碍或出血性溃疡、颅内出血、血液病伴出血时间延长、白细胞减少、血小板减少或粒细胞减少，严重肝功能损害者禁用；创伤、外科手术患者慎用；妊娠期避免使用	每日250mg，1次/日，或250mg，2次/日，进餐时服
双嘧达莫（潘生丁）	冠状动脉供血不足性心脏病，防止心绞痛弥散性血管内凝血	休克时禁用；低血压时慎用；治疗缺血性心脏病，可能发生“冠状动脉盗血”的不良反应	单独应用时，每次25～100mg，每天3次口服；与阿司匹林合用时其剂量可减少至每天100～200mg。单独应用疗效不及与阿司匹林合用
硫酸氯吡格雷（波立维）	抑制血小板聚集，阻止血栓形成，用于防止血管栓塞性疾病	凝血障碍或出血性溃疡、颅内出血患者禁用；严重肝功能损害者及孕妇、哺乳期妇女慎用	推荐剂量为每天75mg，与或不与食物同服。对于老年患者和肾病患者不需调整剂量

（二）抗高血压药物（表 4-2）

表 4-2 常用抗高血压药物

临床分类	适应证	禁忌证	常用药物与用法用量
利尿剂	主要用于轻中度高血压，适用于老年高血压或合并心力衰竭者	痛风患者禁用，糖尿病、高血脂患者慎用	①氢氯噻嗪 12.5mg，1～2 次/日 ②吲达帕胺 1.25～2.5mg，1～2 次/日
β-受体阻滞剂	用于轻中度高血压，适用于心率较快的中青年患者或合并心绞痛时	心脏传导阻滞、哮喘、慢性阻塞性肺疾病和周围血管病禁用	①美托洛尔 50mg，1～2 次/日 ②阿替洛尔 25mg，1～2 次/日 ③比索洛尔 2.5～5mg，1 次/日 ④倍他洛尔 2.5～5mg，1 次/日
钙拮抗剂	用于各种程度的高血压，适用于老年高血压或合并稳定型心绞痛时	心力衰竭、心脏传导阻滞（禁用非二氢吡啶类）	①非洛地平缓释片 5～10mg，1 次/日 ②硝苯地平控释片 30mg，1 次/日 ③氨氯地平 5～10mg，1 次/日 ④拉西地平 4～6mg，1 次/日 ⑤维拉帕米缓释片 120～240mg/d
血管紧张素转换酶抑制剂（ACEI）	适用于高血压合并糖尿病，或者合并心功能不全或肾损害者	妊娠、肾动脉狭窄、肾衰竭者禁用	①卡托普利 12.5～25mg，2～3 次/日 ②依那普利 10～20mg，1～2 次/日 ③培哚普利 4～8mg，1 次/日

续表

临床分类	适应证	禁忌证	常用药物与用法用量
			④西拉普利 2.5～5mg，1次/日 ⑤苯那普利 10～20mg，1次/日 ⑥雷米普利 2.5～5mg，1次/日 ⑦赖诺普利 20～40mg，1次/日
血管紧张素Ⅱ受体拮抗剂	适用于高血压合并糖尿病，或者合并心功能不全或肾损害者，主要用于发生干咳者	妊娠、肾动脉狭窄、肾衰竭者禁用	①氯沙坦 50～100mg，1次/日 ②缬沙坦 80～160mg，1次/日 ③厄贝沙坦 150mg，1次/日
复方制剂	可用于轻、中度高血压	活动性溃疡忌用，胃与十二指肠溃疡者慎用	复方降压0号1片，1次/日

(三) 调节血脂药物（表4-3）

表4-3 常用调节血脂药物

药名	适应证	禁忌证	用法用量
辛伐他汀(舒降之)	高脂血症、冠心病	孕妇、哺乳期妇女及儿童禁用	口服，5～80mg，每天晚饭后
洛伐他汀	降低原发性高胆固醇血症患者的总胆固醇和低密度脂蛋白胆固醇	肝活动性病变或血清转氨酶持续升高而无法解释者禁用，孕妇及哺乳期妇女禁用	口服，起始剂量20mg/d，最大剂量80mg/d，晚餐时一次顿服

续表

药名	适应证	禁忌证	用法用量
普伐他汀（普拉固）	原发性高胆固醇血症	孕妇及哺乳期妇女、活动性肝炎或无法解释的丙氨酸氨基转移酶持续升高者禁用	口服，10～40mg，每天晚饭后
氟伐他汀（来适可）	高胆固醇血症	孕妇及哺乳期妇女、活动性肝炎或无法解释的丙氨酸氨基转移酶持续升高者、被诊断或怀疑肌病的患者禁用	口服，20～40mg，每天晚饭后
阿托伐他汀（阿乐、立普妥）	原发性高胆固醇血症和混合性高脂血症、高胆固醇血症并有动脉粥样硬化危险的人	孕妇及哺乳期妇女禁用，大量饮酒或有肝病史的患者慎用	口服，10～40mg，每天晚饭后
非诺贝特（力平脂）	高胆固醇血症、高三酰甘油血症	肝肾功能损伤者及小儿禁用，不与其他同类降胆固醇药同服	口服，每次200mg，1次/日，与餐同服
吉非贝齐（洁脂、诺衡）	原发性或继发性高脂血症	严重肝肾功能不全者禁用	口服，每次0.3～0.6g，早晚餐前半小时服用
红曲提取物（脂必妥）	活血化瘀、健脾消食。用于高脂血症、动脉粥样硬化	无	口服，3片/次，3次/日

续表

药名	适应证	禁忌证	用法用量
维生素 E 烟酸酯（威氏克）	促进血液循环，增加血流量，并能抑制胆固醇合成	无	口服，每次 0.1～0.2g，3 次/日，饭后口服
多烯康乙酯（脉乐康）	高胆固醇血症和高三酰甘油血症，抑制血小板聚集，延缓血栓形成	有出血性疾病患者禁用	口服，1～2 粒/次，3 次/日

（四）抗震颤麻痹药物（表 4-4）

表 4-4 常用抗震颤麻痹药物

药名	适应证	禁忌证	用法用量
苯海索	帕金森病、帕金森综合征，药物引起的锥体外系疾患	青光眼、尿潴留、前列腺肥大禁用；儿童、孕妇及哺乳期妇女慎用	帕金森病、帕金森综合征：10mg/d，分 3～4 次口服 药物引起的锥体外系疾患：5～10mg/d，分 2～3 次口服
溴隐亭	帕金森病、月经周期紊乱及不育症、高催乳素血症、肢端肥大症	不主张用于生理性泌乳	口服，用餐时服。初始剂量 1.25mg，每晚服用，以后根据耐受性调整剂量，每周增加量应小于 1.25mg，分 2～3 次服

续表

药名	适应证	禁忌证	用法用量
金刚烷胺	帕金森病、帕金森综合征，药物引起的锥体外系疾患	孕妇及哺乳期妇女禁用；有癫痫病史者，本品可增加发作	口服，0.1g，1～2次/日，极量0.4g/d
左旋多巴	轻中度震颤麻痹	消化性溃疡、高血压、精神病、糖尿病、心律失常、闭角型青光眼、孕妇禁用	口服，开始每天0.25～0.5g，每2～4天增加0.125～0.5g，维持量:3～6g/d，分4～6次服
多巴丝肼（美多巴）	帕金森病、症状性帕金森综合征	不用于药物引起的帕金森综合征，禁用于严重内分泌代偿失调、肝肾功能不全及心律失常、精神病、25岁以下的患者和孕妇	初次剂量125mg，3次/日，以后每周日剂量增加125mg,有效剂量250mg，3次/日。不能研碎服用，可以掰开服用

（五）抗癫痫药物（表4-5）

表4-5 常用抗癫痫药物

药名	适应证	禁忌证	用法用量
苯妥英钠	治疗全身强直-阵挛性发作、复杂部分性发作和癫痫持续状态，三叉神经痛，抗心律失常	久用不可骤然停药，否则可使发作加剧，或引起癫痫持续状态，孕妇禁用	50～100mg，2～3次/日，饭后服

续表

药名	适应证	禁忌证	用法用量
丙戊酸钠	用于单纯或复杂性失神发作、肌阵挛发作、大发作	肝病或肝功能损害，对丙戊酸钠过敏者禁用	口服，20～30mg/（kg·d）
拉莫三嗪（利必通）	其他抗癫痫药不能控制的部分性和全身性癫痫发作的辅助治疗	早期妊娠妇女禁用	口服，50mg/d，2周后增至每次50～100mg，2次/日
托吡酯（妥泰）	用于伴有和不伴有继发性全身发作的部分癫痫发作，作为添加治疗药物	肾功能不良者慎用	口服，开始剂量50mg，每晚服用，服1周。每周增加剂量50～100mg，2次/日，通常日剂量为200～400mg，分2次服用
卡马西平	癫痫（对精神运动性发作最有效），三叉神经痛，舌咽神经痛	心、肝、肾功能不全者，青光眼患者，孕妇，乳母，对本品和三环类抗抑郁药过敏者禁用；老年患者慎用	开始剂量：每次100～200mg，2次/日；逐渐增至每次400mg，2～3次/日
氯硝西泮（氯硝安定）	各型癫痫	禁忌突然停药，防止引发癫痫持续状态	口服，开始每日1mg，每3日增加0.5～1.0mg，一般剂量为4～8mg/d，3～4次/日

(六) 脑血管病用药（表 4-6）

表 4-6 常用脑血管病用药

药名	适应证	禁忌证	用法用量
甘油果糖（布瑞德）	脑血管病、脑外伤、脑肿瘤、颅内炎症，及其他原因引起的急慢性颅内压升高、脑水肿等症	遗传性果糖不耐症禁用；尿崩症、糖尿病慎用	静脉滴注，每次250～500ml，1～2 次/日
醒脑静	清热泻火，凉血解毒，开窍醒脑。用于流行性乙型脑炎、肝性脑病、高热烦躁、神昏谵语	无	静脉滴注，10～20ml 入 5%～10%葡萄糖注射液稀释后使用，1～2 次/日
血栓通	活血祛瘀，扩张血管，改善血液循环。用于视网膜中央静脉阻塞、脑血管病后遗症、内眼病、眼前房出血等	无	静脉滴注，每次2～5ml，1～2次/日。10% 葡萄糖注射液稀释后使用
吡拉西坦（脑复康）	脑代谢改善药，用于脑动脉硬化症及脑血管意外所致的记忆和思维功能减退的治疗	肝、肾功能不全者慎用；早产儿和新生儿忌用；锥体外系疾病禁用	静脉滴注，每次250ml，1 次/日
盐酸氟桂利嗪（西比灵）	典型或非典型偏头痛的预防性治疗，由前庭功能紊乱引起的眩晕的对症治疗	抑郁症、帕金森病、癫痫病患者禁用	起始剂量：65 岁以下患者每晚 10mg，65 岁以上患者每晚 5mg，治疗 2 个月后无效停用。

续表

药名	适应证	禁忌证	用法用量
			若疗效满意可减至 5 天/周，6 个月后也应停用
甘露醇	用于治疗各种原因引起的脑水肿，降低颅内压，防止脑疝。有效降低眼压	明显心肺功能损害、高钾血症或低钠血症、低血容量、肾衰竭诱发的心力衰竭等慎用	0.25～2g/kg 体重，15%～25% 浓度于 30～60 分钟内静脉滴注，肾衰竭减至 0.5g/kg 体重
右旋糖酐 40 葡萄糖注射液	血容量补充药，降低血液黏稠度，改善微循环，抗血栓	充血性心力衰竭、出血性疾病患者禁用，心、肝、肾功能不全慎用	静脉滴注，每次 250～500ml
银杏叶提取物（金纳多）	用于脑部、外周血液循环障碍	银杏叶过敏者不建议使用	静脉滴注，2～4 支/次，2 次/日，溶于生理盐水、葡萄糖液及低分子右旋糖酐 40 液中。500ml 2～3 小时滴注
曲可芦丁（维脑路通）	用于闭塞性脑血管病、中心性视网膜炎、动脉硬化、冠心病、血栓性静脉炎、静脉曲张、慢性静脉功能不全	无	口服，2～3 片/次，3 次/日
尼麦角林（凯尔）	下肢慢性动脉炎、老年病理性智力减退、老年人头昏眼花	孕妇及哺乳期不宜使用	口服，1 粒/次，1 次/天，晨服

续表

药名	适应证	禁忌证	用法用量
都可喜（甲磺酸阿米三嗪/萝巴新片）	老年认知及慢性感觉神经损害，血管源性视觉损害和视野障碍，血管源性听觉损害、眩晕、耳鸣	不可超量	口服，1～2片/天，分2次服
倍他司汀（培他啶）	美尼尔综合征、直立性眩晕、耳鸣	消化性溃疡、支气管哮喘、肾上腺髓质瘤患者慎用	口服，每次6～12mg，3次/日
丁咯地尔	脑供血不足，末梢血管病，雷诺病，耳蜗前庭病，耳鸣、头晕、眩晕等	产后、严重动脉出血及急性脑出血禁用	口服，150～200mg/次，2～3次/天；肌注、静注、静点，200～400mg
胞磷胆碱（胞二磷胆碱）	急性颅脑外伤和脑手术后的意识障碍	脑内出血急性期不宜大量使用	静脉滴注，每日250～500mg，5～10日一个疗程
三磷酸胞苷（CTP）	用于脑震荡、外伤性昏迷、颅脑术后功能障碍、神经官能症、自主神经功能紊乱、脂肪肝等	肾功能不全慎用	肌内注射或静脉滴注，每次20mg，1～2次/日
细胞色素C	用于各种组织缺氧的急救或辅助治疗	过敏试验阳性者禁用	肌内注射，每次15mg，1次/日，用生理盐水溶解后注射；静脉滴注，用5%～10%葡萄糖或生理盐水稀释

（七）镇静催眠药（表4-7）

表4-7 常用镇静催眠药

药名	适应证	禁忌证	用法用量
苯巴比妥（鲁米那）	抗癫痫、镇静、抗惊厥、催眠及麻醉前给药	肝肾功能不全、呼吸功能障碍、对本品过敏者禁用	肌内注射，抗惊厥与癫痫持续状态，每次0.1～0.2g，必要时4～6小时重复一次。麻醉前给药，术前0.5～1小时0.1～0.2g
健脑合剂Ⅱ号	调节大脑皮层功能，镇静安眠	心肾功能不全者慎用	口服，一日3次，一次10ml
水合氯醛	用于失眠、烦躁不安及惊厥	胃溃疡、肝肾功能不全者慎用，心功能严重减损者忌用	口服或灌肠，一次5～15ml。极量：一次20ml，一日40ml

（八）自主神经及神经-肌肉接头药（表4-8）

表4-8 常用自主神经及神经-肌肉接头药

药名	适应证	禁忌证	用法用量
甲基硫酸新斯的明	重症肌无力及腹部手术后的肠胀气和尿潴留	癫痫、心绞痛、室性心动过速、机械性肠梗阻、泌尿道梗阻及哮喘患者忌用；心律失常、血压降低、迷走神经张力升高禁用；甲	肌内或皮下注射，0.5～1mg，1～3次/日

续表

药名	适应证	禁忌证	用法用量
		状腺功能亢进、帕金森病慎用	
溴吡斯的明	重症肌无力及腹部手术后的肠胀气和尿潴留	心绞痛、支气管哮喘、肠道及尿路梗阻者忌用；哮喘患者慎用；心律失常、术后肺不张、肺炎、孕妇慎用	口服，60mg，3次/日
加兰他敏	重症肌无力，进行性肌营养不良，脊髓灰质炎后遗症，脸部神经炎，脊髓神经炎，血管神经炎，脑损伤所致的轻瘫、麻痹	癫痫、运动亢进、支气管哮喘、心绞痛、心动过缓、青光眼者忌用	肌内或皮下注射，2.5～10mg，1次/日
巴氯芬（郝智片）	脊髓和大脑疾病或损伤引起的肌肉痉挛	合并精神障碍、消化溃疡史，患有脑血管病、肝肾及呼吸衰竭、急性尿潴留患者慎用	口服，初始每次5mg，2次/日，每3天增加5mg。合适剂量范围为30～75mg
赤芝孢子粉（肌生）	调节自主神经，改善微循环，增强机体免疫力，治疗神经官能症、多发性肌炎、皮肌炎、萎缩性肌强直与进行性肌营养不良等	个别患者有过敏反应	肌内注射，2ml，1次/日，1～3个月为一个疗程或遵医嘱

（九）抗焦虑药（表4-9）

表4-9 常用抗焦虑药

药名	适应证	禁忌证	用法用量
地西泮（安定）	用于焦虑症及各种神经官能症、失眠、癫痫，治疗各种原因引起的肌肉痉挛现象	婴儿、有青光眼病史及重症肌无力者禁用	口服，每次2.5～5mg，3次/日或每晚服用；肌内注射或静脉注射，每次10～20mg
硝西泮（硝基安定）	有催眠、抗癫痫的作用	小儿忌用	口服，催眠：5～10mg，每晚服用；抗癫痫：5～30mg/d，3次/日
艾司唑仑（舒乐安定）	有抗焦虑、催眠的作用	肝肾功能损害、重症肌无力、急性闭角型青光眼、严重慢性阻塞性肺部病变慎用；孕妇、哺乳妇女、18岁以下儿童慎用	口服，镇静：每次1～2mg，3次/日；催眠：每次2～4mg，每晚服用；抗癫痫：每次2～4mg，3次/日
劳拉西泮（罗拉）	用于焦虑症	急性闭角型青光眼、怀孕头3个月禁用；不要与麻醉镇痛药、巴比妥、酒精合用	口服，1～2mg，2～3次/日
咪达唑仑（力月西）	有抗焦虑、镇静、催眠、肌肉松弛、抗惊厥的作用	重症肌无力、苯二氮䓬类过敏、嗜铬细胞瘤者，用左旋多巴、麻黄碱、单胺氧化酶抑制剂者禁用	静脉注射，0.15～0.3mg/kg

（十）抗情感障碍药（表 4－10）

表 4－10　常用抗情感障碍药

药名	适应证	禁忌证	用法用量
盐酸氟西汀（百忧解）	抑郁症、强迫症、神经性贪食症	对氟西汀过敏者、哺乳期妇女禁用	口服，抑郁症：20～80mg/d；强迫症：20～60mg/d；神经性贪食症：60mg/d
氟伏沙明（兰释）	抑郁症和强迫症	有不正常出血史及服用影响血小板功能药物的患者慎用	口服，抑郁症：100mg/d；强迫症：每次 100～150mg，1～2 次/日，睡前服
氟哌噻吨＋美利曲辛（黛力新）	轻中型焦虑－抑郁－虚弱	心肌梗死早期，束支传导阻滞，急性闭角型青光眼，酒精、苯巴比妥中毒患者禁用	口服，成人：2 片/日（晨、午各服 1 片）；老年患者：1 片/日

（十一）其他常用药（表 4－11）

表 4－11　其他常用药

药名	适应证	禁忌证	用法用量
尼莫地平（尼莫同、尼立苏）	用于治疗脑灌注不足、脑血管痉挛、蛛网膜下腔出血、卒中和偏头痛，对突发性耳聋、轻重度高血压有一定疗效	脑水肿、颅内压增高者慎用；孕妇、哺乳期妇女、血压过低者慎用	口服剂型，80～120mg/d，3～4 次/日；静脉滴注，20ml 加入 5％葡萄糖或糖盐水 500ml，避光滴注，开始 0.5ml/h，2 小时后增至 1mg/h

续表

药名	适应证	禁忌证	用法用量
川穹嗪（兴诺）	用于缺血性脑血管病的急性期、恢复期及其后遗症期	脑出血及有出血倾向的患者忌用；脑水肿患者慎用	口服，100mg，3次/日；静脉滴注，40～160mg，1次/日
蚓激酶	用于缺血性脑病和血小板聚集率高的患者	有出血倾向者慎用	口服，2粒/次，3次/日，饭前半小时用
东菱克栓酶（东菱迪芙）	改善闭塞性动脉硬化引起的缺血性症状；改善末梢及微循环障碍，用于急性脑梗死	对本品过敏者，出血或有出血可能者，用药前血纤维蛋白低于100mg/dl，近期用过抗凝药、抗血小板凝集药、抗纤溶性药物的禁用	静脉滴注，首次剂量10BU，维持量5BU，隔天1次，用100ml盐水稀释，大于1小时滴完
石杉碱甲（哈伯因）	改善记忆，用于良性记忆障碍，对痴呆和脑器质性病变引起的记忆障碍有改善	癫痫、肾功能不全、机械性肠梗阻、心绞痛等禁用；心动过缓、支气管哮喘慎用	口服，每次0.1～0.2mg，2次/日
多奈哌齐（安理申）	轻度或重度阿尔茨海默式痴呆	妊娠妇女、对本品或其衍生物过敏者禁用	口服，5mg，每晚服用，连服1个月后加至极量10mg
单唾液酸四己糖神经节苷脂（施捷因、GM-1）	中枢神经系统病变、脑脊髓创伤、脑血管意外、帕金森综合征	对本品过敏、遗传性糖脂代谢异常者禁用	急性期静脉滴注100mg，40～60mg/d，2～3周后改为20～40mg/d，一般用6周

三、常用量表

（一）意识水平量表

1. 介绍：格拉斯哥昏迷评分（Glasgow Coma Scale，GCS）是1974年由Teasdale等提出的为脑外伤患者制定的昏迷量表，也常用于脑卒中患者，但它对神经系统功能缺损的评定重点在急性脑卒中患者不常见的症状，如：闭眼困难，去大脑、去皮层症状，且不包括失语和运动缺损分级，对于脑卒中患者，GCS常高估神经功能缺损程度，所以不太适用于无意识障碍但有失语的脑卒中患者。该量表用于评估昏迷患者。最初的评分与脑损伤的严重性和预后有关。1987年，Teasdale和Jennett为了更详细地了解昏迷患者的情况，在GCS的基础上增添了4项评价内容，即格拉斯哥-匹兹堡昏迷评分（Glasgow-Pittsburgh Coma Scale，GCS－P）。在格拉斯哥昏迷评分提出的第二年，Jennett和Bond提出了格拉斯哥预后评分（Glasgow Outcome Scale，GOS）。该评分是对严重的脑外伤患者预后的评价，常与GCS共同使用。

2. 内容：见表4－12～14。

表4－12　格拉斯哥昏迷评分

项目		评分
睁眼	自己睁眼	4
（E）	呼叫时睁眼	3
	疼痛刺激时睁眼	2
	任何刺激都不睁眼	1
言语	正常	5
反应	有错语	4
（V）	词不达意	3
	不能理解	2
	无语言	1

续表

项目		评分
非偏瘫侧	正常（服从命令）	6
运动反应	疼痛时能拨开医生的手	5
(M)	疼痛时逃避反应	4
	疼痛时呈屈曲状态	3
	疼痛时呈伸展状态	2
	无运动	1
总计		

表 4-13 格拉斯哥-匹兹堡昏迷评分

内容	评分
Ⅰ. 睁眼动作	
1. 自动睁眼	4
2. 言语呼唤后睁眼反应	3
3. 疼痛刺激后睁眼反应	2
4. 对疼痛刺激无睁眼反应	1
Ⅱ. 言语反应	
1. 有定向力	5
2. 对话混乱	4
3. 有不适当的用语	3
4. 不能理解语言	2
5. 无言语反应	1
Ⅲ. 运动反应	
1. 能按吩咐做肢体活动	6
2. 肢体对疼痛有局限反应	5
3. 肢体有屈曲逃避反应	4
4. 肢体异常屈曲	3
5. 肢体伸直	2
6. 肢体无反射	1
Ⅳ. 瞳孔对光反射	
1. 正常	5
2. 迟钝	4

续表

内容	评分
3. 两侧反应不同	3
4. 大小不等	2
5. 无反应	1
Ⅴ. 脑干反射	
1. 全部存在	5
2. 睫毛反射消失	4
3. 角膜反射消失	3
4. 眼脑及眼前庭反射消失	2
5. 上述反射均消失	1
Ⅵ. 抽搐	
1. 无抽搐	5
2. 局限性抽搐	4
3. 阵发性大发作	3
4. 连续大发作	2
5. 松弛状态	1
Ⅶ. 自发性呼吸	
1. 正常	5
2. 周期性	4
3. 中枢过度换气	3
4. 不规则/低呼吸	2
5. 无	1

表 4-14 格拉斯哥预后评分

评分	评分标准
1	死亡
2	植物状态：无意识，有心跳和呼吸，偶有睁眼、吸吮、打哈欠等局部运动反应
3	严重残疾：有意识，但认知、言语和躯体运动有严重残疾，24 小时均需他人照料
4	中度残疾：有认知、行为、性格障碍；有轻度偏瘫、共济失调、言语困难等残疾，在日常生活、家庭与社

续表

评分	评分标准
	会活动中尚能勉强独立
5	恢复良好：能重新进入正常社交生活，并能恢复工作，但可有各种轻度后遗症

（二）Hunt 和 Hess 分级

1. 介绍：蛛网膜下腔出血的患者可根据临床表现进行分级，从而对手术风险和患者的预后进行评估。

2. 内容：见表 4-15。

表 4-15　Hunt 和 Hess 分级（适用于非外伤性蛛网膜下腔出血患者）

分级	神经功能状态	预计 2 个月内生存率
1	无症状	70%
2	严重头痛或颈项强直，无神经功能缺损	60%
3	昏睡，极轻的神经功能缺损	50%
4	昏迷，中到重度偏瘫	40%
5	深昏迷，去大脑状态	10%

（三）美国国立卫生研究院卒中量表（the NIH Stroke Scale，NIHSS）

1. 介绍：NIHSS 无疑已成为国内外最为常用的残损评定量表，但根据笔者在临床与科研实践的过程中发现，临床医生对该量表还存在诸多的误解，有些甚至是原则问题。

2. 内容及评定指导：见表 4-16。

表 4-16　美国国立卫生研究院卒中量表

项目	评分标准	分值
意识	清醒	0
	嗜睡	1

续表

项目	评分标准	分值
	昏睡	2
	昏迷	3
提问	均正确	0
(月份、年龄)	1项正确	1
	均不正确	2
执行指令	均正确	0
(握手、	1项正确	1
睁闭眼)	均不正确	2
眼球运动	正常	0
	凝视障碍	1
	同向偏盲	2
视野	正常	0
	部分偏盲	1
	完全偏盲	2
面瘫	无	0
	轻瘫	1
	部分	2
	完全	3
忽视	无	0
	视、听或触觉忽视	1
	超过1项	2
上肢运动	上举 90°，10s	0
	90°，<10s	1
	<90°，10s	2
	不能抗引力	3
下肢活动	抬起 30°，5s	0
	30°，<5s	1
	<30°，5s	2
	不能抗引力	3

续表

项目	评分标准	分值
感觉	正常	0
	部分丧失	1
	完全丧失	2
共济运动	正常	0
	1 肢共济失调	1
	2 肢共济失调	2
构音障碍	无	0
	轻度	1
	不能被听懂	2
语言	正常	0
	轻度失语	1
	重度失语	2
	完全失语	3

注：现将最为重要的评分原则和常见问题列举如下：

1. 除了“语言”亚项目外，所有检查项目都应记录该患者的第一个反应，即使后面的反应可能更好；注意只记录患者做到的，而不是您认为他能够做到的；边检查边记录，尽量避免诱导患者

2. “共济运动”一项中，“1 个肢体”是指 1 个上肢或下肢，即每位患者有 4 个肢体，而不是两侧肢体，如一位患者存在右侧肢体共济失调时，该患者应为两个肢体存在共济失调，记为 2 分，而不是 1 分，这在国内的临床试验中经常被误解

3. “忽视”一项中，国内临床医生容易忽略，“忽视”项的检查主要为空间视觉忽视和触觉忽视，“视觉忽视”项可在检查“视野项”时一并检查，如果患者有严重的视野缺损妨碍两侧的视觉信号刺激时，继续检查皮肤触觉忽视情况，如若正常，则记为正常。如果患者失语但能关注两侧也是正常的

4. 对于无法评价的项目，请记录评分为“9”，计算机统计学处理时将之自动按缺省值处理

(四)简短精神状态量表(Mini Mental State Examination, MMSE)

见表 4-17。

表 4-17 简短精神状态量表

请将得分画圈	评				分	
1. 今年是哪一年?					1	0
现在是什么季节?					1	0
现在是几月份?					1	0
今天是几号?					1	0
今天是星期几?					1	0
2. 咱们现在是在哪个城市?					1	0
咱们现在是在哪个区?					1	0
咱们现在是在什么街?					1	0
现在是在哪个医院?					1	0
这里是第几层楼?					1	0
3. 告诉您三种东西,我说完后,请您重复一遍:树、钟、汽车(各1分,共3分)	3		3		1	0
4. 100－7＝? 连续5次(各1分,共5分)	5	4	3	2	1	0
5. 现在请您说出我刚才让您记住的那些东西(各1分,共3分)	3		2		1	0
6. (出示手表)这个东西叫什么?(出示钢笔)这个东西叫什么?					1	0
7. 请您跟我说“大家齐心协力拉紧绳”					1	0
8. 我给您一张纸,请按我说的去做,现在开始:“用右手拿着这张纸,用两只手把它对折起来,放在您的左腿上”(每项1分,共3分)	3		2		1	0
9. 请您念念这句话,并按上面的意思去做:“闭上您的眼睛”					1	0
10. 请您给我写一个完整的句子(不可以写名字)					1	0

续表

请将得分画圈	评分	
11.（出示图案）请您照着这个样子画下来 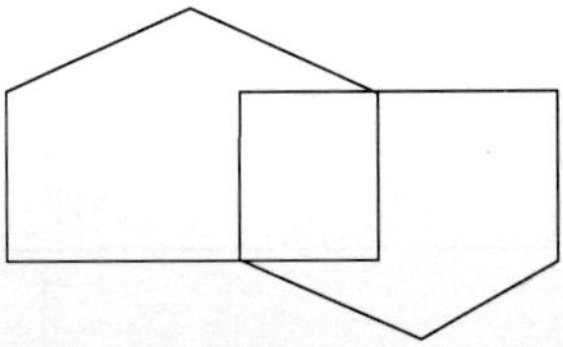	1	0

注 1：本检查要求在 10 分钟内完成；第 5 题和第 3 题应间隔 3 分钟

注 2：评定总分共 30 分，划分痴呆标准：文盲≤17 分，小学程度≤20 分，中学文化程度（包括中专）≤22 分，大学文化程度（包括大专）≤23 分

四、常用专科医学词汇中英文对照

admit　收入院
alert　清醒
aneurysm　动脉瘤
aneurysmal SAH　动脉瘤性蛛网膜下腔出血
absence seizure　失神发作
ambulatory EEG monitoring　动态脑电图监测
anticoagulants　抗凝药
antihypertensive medication　抗高血压药
antiplatelet agents　抗血小板药
antidepressants　抗抑郁药
antibiotic　抗生素
brain death　脑死亡
bronchoscopy　气管镜
bedside nursing　床旁护理
bowel incontinence　便失禁
consciousness　意识

coma　昏迷
cerebral infarction　脑梗死
cerebral hemorrhage　脑出血
carotid artery　颈动脉
complex partial seizure　复杂部分发作
clonic seizure　阵挛发作
complication　并发症
compression stockings　弹力袜
capsule　胶囊
constipation　便秘
discharge　出院
dizziness　头晕
depression/depressive　抑郁
dementia　痴呆
deep vein thrombosis (DVT)　深静脉血栓
diet　饮食
diuretic/water pill　利尿剂
dehydrating agents　脱水药
dyspnea　呼吸困难
epilepsy　癫痫
encephalitis　脑炎
electrode　电极
electronystagmography (ENG)　眼震电图
endotracheal tube (ETT)　气管内插管
extubation　拔管
facial droop/facial paralysis　面瘫
febrile seizure　热性惊厥
fasting　禁食
finger/ear oximeter　血氧计
incision of trachea　气管切开
intubation　插管

low molecular weight heparin（LMWH） 低分子肝素
long-acting tabs 长效片剂
middle cerebral artery（MCA） 大脑中动脉
mechanical ventilation 机械通气
nasal feeding 鼻饲
nasal feeding tube 鼻饲管
oxygen saturation 氧饱和度
oral airway 口通气道
progressive 进展性的，进行性的
pulmonary embolism（PE） 肺栓塞
placebo 安慰剂
pill 药丸
powder 冲剂，粉剂
respiratory distress 呼吸窘迫
stroke unit 卒中单元
slurred speech 言语不清
subarachnoid hemorrhage（SAH） 蛛网膜下腔出血
seizure 癫痫发作
sleeping pills/sleeping tablets 安眠药
syrup 糖浆
slow-released tabs 缓释片剂
side effect 副作用
suction 吸痰
suction catheter 吸痰管
secretion 分泌物
temporary 暂时的，短暂的
tonic-clonic seizure 强直-阵挛发作
temporal lobe epilepsy 颞叶癫痫
transcranial doppler（TCD） 经颅多普勒
tablet 药片
urine incontinence 尿失禁

vertigo　眩晕
video-EEG monitoring　视频脑电图监测
vasospasm　血管痉挛
venous thromboembolism（VTE）　静脉血栓栓塞
ventilator　呼吸机
ventilator dependence　呼吸机依赖
ventilator associated pneumonia　呼吸机相关肺炎
weakness　无力，力弱

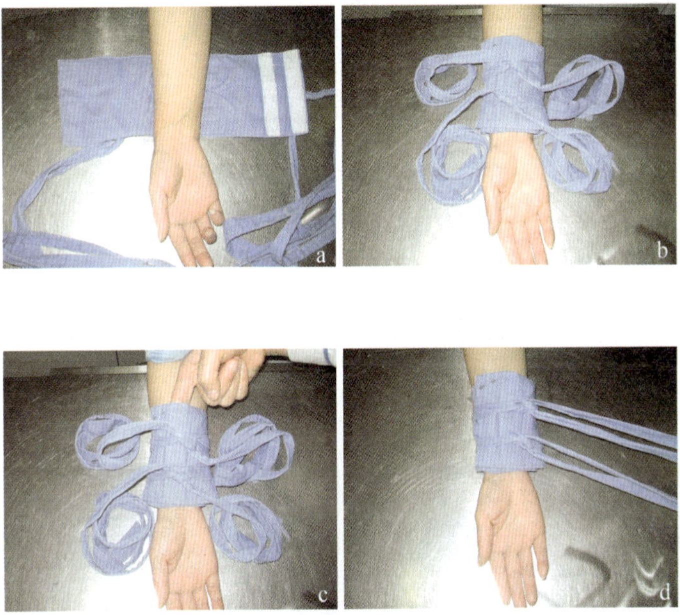

彩图 2－1　约束带的腕部固定方法

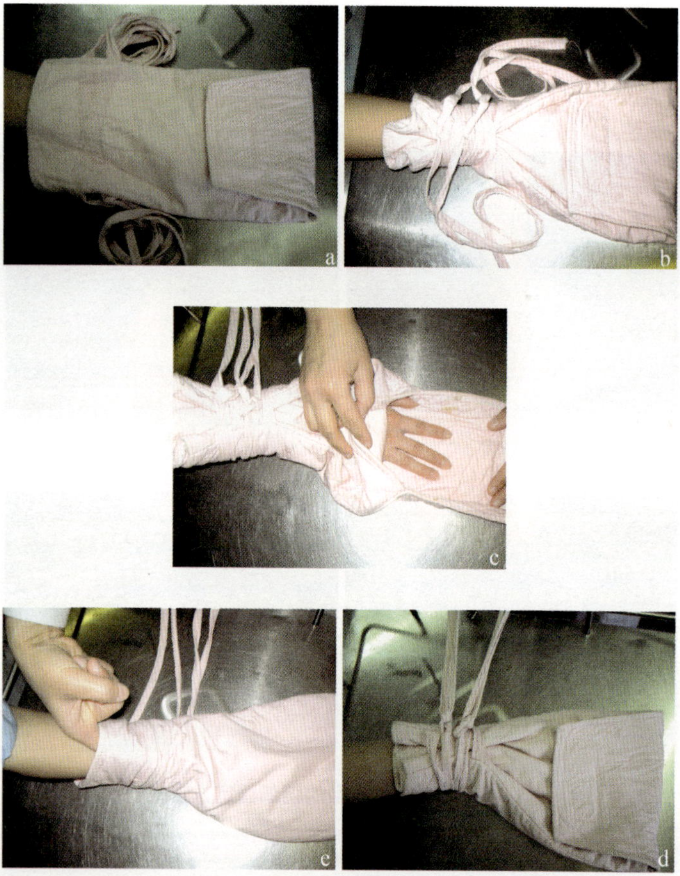

彩图 2-2　约束手套的手部固定方法

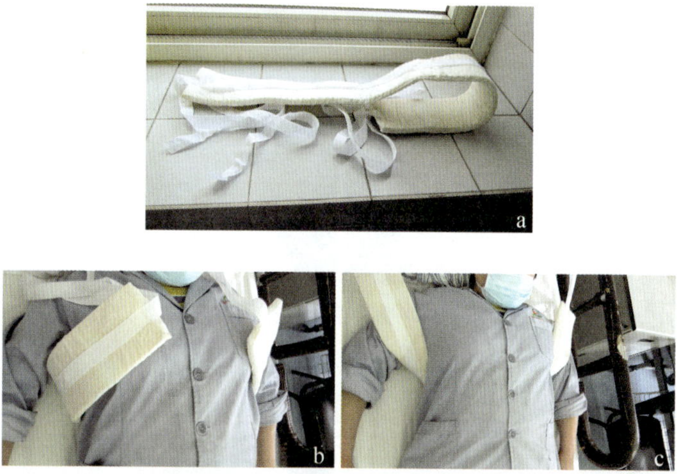

彩图 2-3　肩部约束带的固定方法

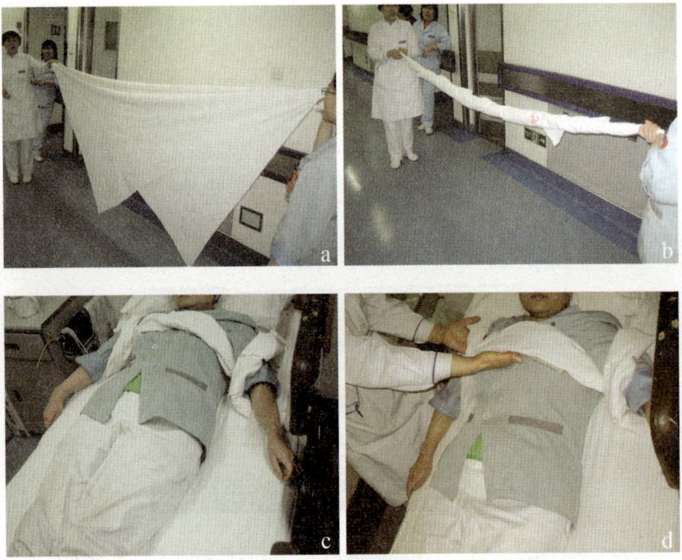

彩图 2－4　大单肩部约束固定方法

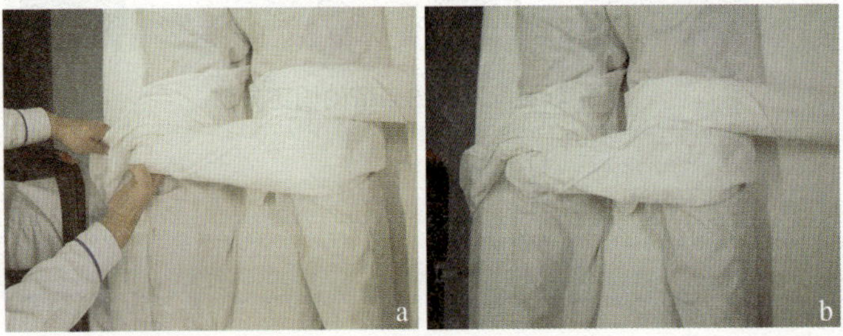

彩图 2－5　膝部大单固定方法